卒中后失语症

病例精解

主　　审　王拥军
主　　编　张玉梅　薛　勇
副 主 编　宋鲁平　孙海欣

U0345368

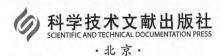

科学技术文献出版社
SCIENTIFIC AND TECHNICAL DOCUMENTATION PRESS
·北京·

图书在版编目（CIP）数据

卒中后失语症病例精解／张玉梅，薛勇主编．—北京：科学技术文献出版社，2019.7
（2024.3 重印）

ISBN 978-7-5189-5685-2

Ⅰ.①卒…　Ⅱ.①张…　②薛…　Ⅲ.①脑血管疾病—失语症—病案—分析　Ⅳ.①R743

中国版本图书馆 CIP 数据核字（2019）第 123303 号

卒中后失语症病例精解

策划编辑：帅莎莎　责任编辑：帅莎莎　张　旭　责任校对：文　浩　责任出版：张志平

出　版　者	科学技术文献出版社
地　　　址	北京市复兴路 15 号　邮编 100038
编　务　部	（010）58882938，58882087（传真）
发　行　部	（010）58882868，58882870（传真）
邮　购　部	（010）58882873
官方网址	www.stdp.com.cn
发　行　者	科学技术文献出版社发行　全国各地新华书店经销
印　刷　者	北京虎彩文化传播有限公司
版　　　次	2019 年 7 月第 1 版　2024 年 3 月第 6 次印刷
开　　　本	787×1092　1/16
字　　　数	170 千
印　　　张	14.75
书　　　号	ISBN 978-7-5189-5685-2
定　　　价	98.00 元

《卒中后失语症病例精解》

编　委　会

马艳玲　北京小汤山医院

刘艳君　首都医科大学附属北京康复医院

叶　娜　北京医院

代　杰　沧州市中心医院

高钟生　张家口市第一医院

石庆丽　北京市平谷区医院

王金芳　长江航运总医院·武汉脑科医院

郑　爽　中日友好医院

黄　娣　河南中医药大学第一附属医院

序　言

　　语言是生物进化的终极产物，人类语言的丰富和复杂构成了与其他生物的根本区别。语言功能依赖于脑的结构和功能的完整，当出现脑部病变时，语言功能会发生变化，出现语言障碍，严重者出现失语。

　　人类语言的复杂性也奠定了语言障碍时临床表现的复杂性，不同失语症需要的康复技术不同，恢复的速度和规律也不尽相同，正确识别不同类型失语症、区分失语的机制，是语言康复的基础，也是疾病诊断的基础。

　　尽管国内外有很多描述语言功能和失语症的书籍，但是对于大多数临床医师来看似乎有些冗长和枯燥，以案例描述更为符合临床医师的阅读习惯，更容易引起临床医师的兴趣。

　　张玉梅教授长期从事神经康复的临床实践和研究，积累了丰富的临床经验，尤其是在失语症康复方面有深入的研究。她和团队总结了临床常见的失语症类型，本书从临床案例总结到理论进展，由浅入深，娓娓道来，是一本不可多得的失语症教材。特此推荐给国内同道，希望唤起临床医师对失语症的关注。

　　本书出版之际，正值新天坛医院运行 1 年，也是康复医学科在新医院开启工作 1 年，希望康复医学科像这本书一样，一例一例深入研究每一个需要康复的患者，脚踏实地，走出一条不同的康复学科发展之路。

王拥军

2019 年 6 月于北京

前　言

　　脑卒中是危害人类生命健康的最主要疾病之一，具有四高的特点，不仅发病率高、死亡率高、复发率高，而且致残率高。经救治存活的脑卒中患者约80%都遗留一种或多种功能障碍，除运动、感觉、吞咽和认知等方面的障碍，约40%的患者会伴有不同程度的失语。目前，随着我国康复事业的迅速发展，脑卒中康复日益普及，尤其对脑卒中患者肢体运动功能的康复水平得到了明显提高，而卒中后失语症的诊治、评估和康复尚未得到相应的关注。

　　由于言语功能属于大脑高级认知功能的范畴，其在脑内的加工过程和环节复杂，易受认知和情绪等因素的影响。卒中病灶可累及优势半球的不同语言中枢，语言障碍的表现形式繁杂多样，可表现为听、说、读、写、命名和复述等多个方面受损，如果同时存在言语表达时构音障碍及记忆和思维等认知障碍，会干扰卒中后失语症的诊断和分型。此外，脑卒中患者常伴有焦虑和抑郁等卒中后情绪障碍，会使卒中后失语变得更加难以辨析。

　　目前，国内失语症康复水平还远远落后于大多西方国家。一方面，在从业人员的知识体系方面，国外由经过专业培训获得资格认证的言语病理师（speechpathologist）从事失语症康复相关工作，而国内大部分康复医师和言语治疗师未曾进行系统的相关专业知识的学习。另一方面，在失语症的评估方法、针对性康复方案及记录书写格式的制订方面，国内尚缺少统一的规范。

　　《卒中后失语症病例精解》一书，面向神经内科、康复医学科和全科医学的医护人员和言语治疗师，通过分享卒中后失语症的临床诊治和康复方法，旨在提高对卒中后失语症的识别、分类和临床干预能力，以便使众多卒中后失语的患者尽早得到有效干预，更好地改善患者的交流能力。

本书从多方面分享不同类型的卒中后失语症病例，基本框架是每章精解一个失语症类型，每个类型包括两个病例，每一个病例包括病例特点（主诉、现病史、既往史、入院查体、辅助检查、发病机制、治疗经过、语言测评经过及诊断）、治疗方案（言语症状、非言语输出症状、言语语言相关的部分认知功能、治疗思路、治疗延伸），并且附有专家的点评。除临床上常见的各种主要失语症外，还增加了失语症合并非语言认知障碍和失语症合并抑郁的病例。

本书是各位参编作者共同努力的结果和智慧的结晶，他们将自己深厚的专业知识和丰富的临床经验浓缩到这本专业书中，毫无保留地馈赠给读者；在本书的编写过程中，也得到了多位专家热情而慷慨的支持，我们对此深表感谢。

张玉梅

目　录

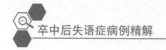

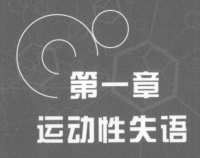

第一章
运动性失语

1 脑出血致运动性失语

病历摘要

患者女性，66岁，初中文化，主因"不能言语6小时"收入院。

患者于入院前6小时情绪激动后突然出现不能言语，不能表达，尚能理解家属语言及正确执行命令，伴恶心，未呕吐，自己指着左侧头部表示不适，无偏侧肢体无力，无尿便失禁及肢体抽搐，测血压139/86mmHg，后口服降压药（具体不详），症状持续无改善。3小时前由120送至我院急诊，行头颅CT检查显示左侧额叶脑出血，量约 10ml，头颅 CTA 检查未见动脉瘤及血管畸形，点征阳性，为进一步诊治收入院。既往有高血压病史 10 年，最高 160/90mmHg，规律服药（具体药物不详），未规律监测血压。发现血糖升高 1 年，未明确诊治。否认药物过敏史，否认烟酒嗜好。无脑血管疾病及相关危险因素家族史。

【入院查体】

卧位血压右侧 140/78mmHg，左侧 135/75mmHg；心率 70 次/分。内科查体未见异常。神经系统查体：神清，右利手，运动性失语，时间、地点、人物定向力查体不合作，记忆力、计算力查体不合作。双瞳孔等大等圆，直径 3mm，对光反射灵敏，眼动到位，无眼震；双眼闭合有力，右侧鼻唇沟浅，双侧咽反射灵敏，悬雍垂居中，伸舌右偏，舌肌无萎缩及震颤。四肢肌容积正常，右侧肢体肌力 4 级，左侧肢体肌力 5 级，双侧肢体腱反射 ++，共济稳准，双侧肢体针刺觉对称，右侧病理征阳性，左侧病理征阴性。颈软，脑膜刺激征阴性。

【言语语言病理学查体】

非流利性口语，语量减少，能表达自己及家人名字、简单常见词语等，但有较长停顿，听理解能力相对保留较好，复述能力中度受损，自发命名困难，语音提示后稍好转。

【影像学检查及辅助检查】

头颅 CT 检查（图 1）：左侧额叶脑出血。头颅 CTA 检查：各大动脉血管走行分布可，未见明显异常。

头颅 MRI 检查（图 2）：左额颞叶出血（亚急性期），双侧基底节多发微出血，双侧基底节多发小腔隙灶，脑内多发缺血性脑白质病变；MRA 检查：右椎动脉颅内段纤细，左后交通动脉开放，右大脑前动脉 A1 段纤细。

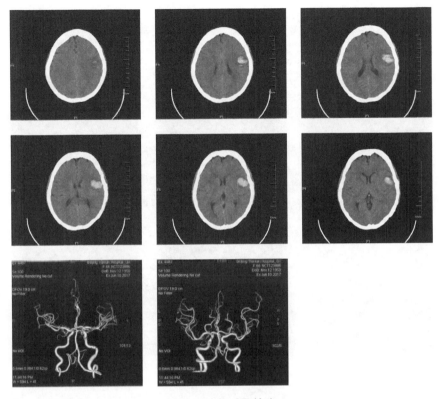

图 1 头颅 CT 检查

注：左额不规则团块状高密度影，大小约 30mm × 20mm，CT 值约 75HU，周边可见少许低密度水肿，边界尚清，左侧脑室受压变形，左额脑沟变窄。CTA 检查各大动脉血管走行分布可，未见明显异常。

颈部血管超声：双侧颈动脉斑块形成，右锁骨下动脉斑块形成。

肾动脉超声：双肾动脉血流未见明显异常。

超声心动图：主动脉瓣少量反流，左室舒张功能减低。

主动脉弓超声：升主动脉、主动脉弓血流通畅。

下肢动脉超声：双侧下肢动脉斑块形成。

下肢静脉超声：双下肢深静脉血流未见明显异常。

蛋白电泳、乙肝五项、血常规、便常规、D - 二聚体、血沉未见明显异常。

肿瘤标志物：甲胎蛋白 2.21ng/ml，癌胚抗原 4.07ng/ml，糖链

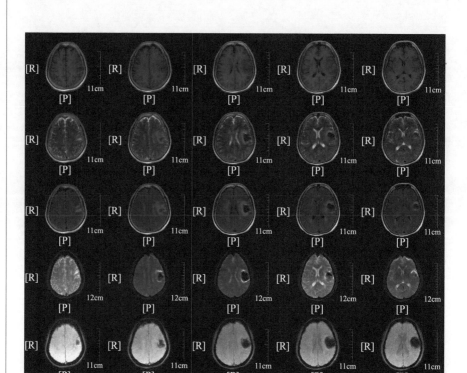

图2　头颅 MRI 检查

注：左额颞叶交界区团块状等 T_1、短 T_2 信号，大小约 25mm × 31mm × 11mm，周围水肿明显，FLAIR 示低信号，周围高信号，DWI 未见弥散受限，SWI 示低信号。脑沟和脑裂无异常发现，脑室系统大小、位置及形态正常。

抗原 24213.03U/ml，细胞角蛋白 19 片段 19.7ng/ml，癌抗原 1255.88U/ml。

尿常规：尿糖 4 +，尿比重 1.02。

凝血四项：凝血酶原时间 11.2s，国际标准化比值 1.02，部分凝血活酶时间 29.7s，纤维蛋白原 2.71g/L，凝血酶时间 16.6s。

生化全项：丙氨酸氨基转移酶 49.2U/L，天门冬氨酸氨基转移酶 32.4U/L，乳酸脱氢酶 154.7U/L，碱性磷酸酶 67.7U/L，γ - 谷氨酰转肽酶 22U/L，总蛋白 67g/L，白蛋白 42.5g/L，球蛋白 24.5g/L，总胆红素 12.3μmol/L，直接胆红素 5.4μmol/L，间接胆红素 6.9μmol/L，胆碱酯酶 8454U/L，总胆汁酸 4.2μmol/L，肌酸激酶 33.8U/L，肌酸激酶-MB13.9U/L，α-羟丁酸脱氢酶 110.3U/L，葡萄糖 5.96mmol/L，尿素氮 3.5mmol/L，肌酐 40.5μmol/L，尿酸 207.1μmol/L，甘油三酯 1.33mmol/L，总胆固醇 2.72mmol/L，高密度脂蛋白 1.01mmol/L，低密度脂蛋白 1.33mmol/L，载脂蛋白 A 11.32g/L，血清同型半胱氨酸 11.9μmol/L，钾 3.64mmol/L，钠 140mmol/L，氯 104mmol/L。

糖化血红蛋白 6.9%。

【发病机制】

患者为老年女性，情绪激动中突然起病，存在神经功能缺损症状、体征且持续不缓解，结合头颅 CT 检查示左侧额叶高密度影，脑出血诊断明确。患者年龄较大，既往有高血压病史，CTA 检查未见血管畸形及动脉瘤，无外伤史，入院后血液学检查未见凝血异常等情况，故病因首先考虑为高血压性。但出血位于脑叶，非高血压脑出血最常见出血部位，是否有淀粉样血管病可能需要随访观察。

【治疗经过】

患者入院后给予脱水降颅压、控制血压、降低同型半胱氨酸及补液对症支持治疗；患者肌力＞3 级，无须进行下肢静脉血栓预防，无吞咽困难，无须吞咽康复；运动性失语，给予语言康复。患者逐渐好转出院。

【失语量表评定】（表1）

表 1 西部失语成套测验得分情况（发病第 6 天）

	满分	得分
I 自发言语		
（1）信息量	10 分	6 分
（2）流畅度、语法能力和错语	10 分	4 分

笔记

（续）

	满分	得分
Ⅱ听理解		
（1）是否问题	60 分	57 分
（2）听词辨认	60 分	52 分
（3）连续指令	80 分	67 分
Ⅲ复述	100 分	48 分
Ⅳ命名及找词		
（1）物体命名	60 分	36 分
（2）列举	20 分	3 分
（3）语句完成	10 分	0 分
（4）回答问题	10 分	8 分
AQ = 56.6 分		

【诊断】

运动性失语症，波士顿失语症严重程度分级：2 级。

【失语症言语症状分析及康复方案】

一、言语症状

1. 听理解

该患者 WAB 的听理解量表分值为 176（176/200），其中是否问答得分为 57（57/60），单词级别的听理解得分为 52（52/60），短语和句子级别的听理解得分为 67（67/80）。

患者的整体听理解功能处于轻度损伤水平，单词、短句水平的听理解基本正常，执行指令检查中多步指令执行操作相对较差。

2. 口语输出

自发语方面，该患者口语表达的信息内容差（6/10），信息内容基本正确，但是在描述情景画时只谈及 6 件事物，无法做更多的描述；流畅性方面表现差，表达多呈电报式，但有一些语法，偶尔出现有命题的句子（4/10）。该患者可以完成单词及短语级别的复述，长句的复述完成差，整体复述功能中度损伤（48/100）。在给予实物刺激的物品命名中，患者可以完成部分命名，多数根据功能和词头的语音提示可以命名成功，另一部分物品命名不能，物品命名呈中度损伤（36/60）；命名检查中列举差（3/20），语句完成（0/10）不能，应答（8/10）完成有部分扣分。

综合来看，该患者的口语输出功能处于中度损伤，检查时多为不流畅言语，表达呈电报式，多用单词和短语表达，评价过程中表达长句极少，句子的语法错乱。

3. 阅读

该患者的阅读功能轻度损伤（82/100）。其中语句理解表现很好，得满分（40/40），文字指令中可完成简单指令，多步及关系指令不能准确完成（14/20），字物匹配、字图匹配、图字匹配、听字指字、笔画辨别均满分，字结构听辨及叙述字结构不能完成记0分。

患者阅读功能损伤较轻，词汇及长句、语段的理解佳，但多步文字指令完成欠佳，字结构的输入和输出差。

4. 书写

患者为右利手，病后由于右侧肢体功能受限，左手执笔有障碍，书写部分项尚未进行检查。已检查项目中，自动书写满分，情景画书写（2/32）完成欠佳，听写（2.5/10），序列书写（10.5/22.5），笔画及数字听写（6/7.5）、抄写满分。总体来说文字书写输出受损严重。

二、非言语输出症状

患者的非言语输出功能好（60/60），根据指令可以准确做出相应的肢体动作，得满分。

三、言语语言相关的部分认知功能

该患者的视知觉功能尚可，但空间旋转能力受损，计算尚佳。

WAB 测查中患者可以相对较好地完成简单图形的临摹，较复杂图形因书写困难而放弃，得分为 21（21/30）；积木拼搭完成较差，不能在短时间内完成正确摆放，得分为 3（3/9）；计算功能评价满分；非言语语言相关的逻辑推理功能未进行测评。

四、治疗思路

该患者为运动性失语症患者，AQ 值为 56.6，波士顿失语症严重程度分级为 2 级，患者在帮助下，可进行熟悉话题的交流，但对陌生话题常常不能表达出自己的思想，进行言语交流有困难。对于该例运动性失语患者，因听理解损伤程度较轻，口语表达障碍相对严重，而且影响了日常交流，所以口语表达应作为训练重点。

WAB 评价时患者的表现为说话较为费力，有部分语调障碍，口语交流限于单词及短语水平，完整句及语法词汇表达极少。该例患者处于恢复早期，根据患者的病程和功能水平，训练主要放在改善口语表达的流畅性，训练患者完整句表达及句法训练。流畅性训练可以选择患者熟知的诗词、歌曲歌词等作为训练素材，此项训练提高患者的积极性及兴趣。句法训练可以从打乱句子结构，让患者完成正确的语句并阅读及抄写开始。训练句子素材从简单关系句开始，逐渐加大复杂程度。在完成正确的语句后，令患者阅读、抄

笔记

写，语音及字形的输入有助于加深患者对句子的理解。如果患者可以正确完成，尝试根据原有的句子关系，调换主语、谓语，再次完成语句。再者可以让患者用指定的两个词造句，需要提醒患者注意两件物品的关系，正确使用句法表达。

训练实例：

我们使用相应的缩写记录治疗过程，代码含义如下：

r＝复述任务、i＝输入刺激、p＝图像、c＝额外线索、o＝患者产出、v＝口语、w＝书写、d＝患者完成既定任务、f＝患者未完成既定任务、g＝实物刺激、m＝匹配任务、nc＝患者无输出、pp＝语音性错语、sp＝语义性错语。

（1）iw＝白日依山尽＞ov；

【即给予患者文字（writing）形式的刺激（input），嘱患者完成相应口语（verbal）的产出（outcome）。】

iw＝白日依山尽＞ov，f，c＝白日依山尽 r；

【即患者无法成功完成既定口语命名任务（fail），则嘱患者复述（repeat）。】

（2）iw＝抢走　男孩　的　妈妈　剪刀＞ov＝男孩抢走妈妈的剪刀；

【即给予患者文字（writing）形式的刺激（input），嘱患者完成相应语音（verbal）的产出（outcome）。】

iw＝抢走、男孩、的、妈妈、剪刀＞ov＝男孩抢走妈妈的剪刀，d，ov（转换句子结构）＝妈妈的剪刀被男孩抢走；

【即患者成功完成既定口语命名任务（done），则嘱患者继续输出语音（verbal）。】

（3）ip＝十元＆橘子＞ov＝我花了十元买橘子；

【即给图片（picture）形式的刺激（input），嘱患者完成相应匹

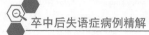
配功能（matching）的产出（outcome）。】

五、诊疗延伸

对于该例运动性失语症患者,通过 WAB 检查我们可以看到患者语言的输入和输出有中度受损,需要根据患者功能水平和预后转归设计和分配训练内容,此外还应该对患者的听理解障碍系统进行分析,了解患者语法问题,还需要了解患者语言相关认知损伤的程度。

1. 听理解障碍

患者听理解的失分项主要集中在多步指令,应分析患者的失分原因,可以从听记广度及句法关系上入手,可以在 WAB 评价后做 token test,系统评价这方面的障碍。虽然对于该例患者听理解不做重点训练,但可以通过其他方面的提高,改善听理解障碍。

2. 语法问题

患者阅读中的语句理解项满分,听理解语句也较口语表达时的语法要好。语言输入时的语法能力相对保留完好,而语言输出时语法结构混乱。我们要分析患者语法障碍存在于语言链的哪些环节,做出更准确的治疗干预。

3. 语言相关认知损伤

一些语言相关认知,如注意、执行功能、逻辑推理的损伤等,均会影响患者的语言恢复。根据 WAB 的检查结果,我们可以继续对语言相关认知进行系统评价,找到影响语言恢复的认知短板,让语言治疗事半功倍。

专家点评

"失语症"是脑卒中后遗症的一种常见症状,运动性失语

（Broca 失语）的病变位于语言优势半球额下回后部，包括 Broca 区，向后延至中央回下部，深至侧脑室周围白质。单纯 Broca 区病变不产生持续性失语，语言障碍恢复较快，伴短暂的口面失用症提示为 Broca 区失语。其临床特征为口语表达显著障碍，理解保留。本患者为典型的左侧额叶脑出血引起的运动性失语症，AQ 值为 56.6，波士顿失语症严重程度分级为 2 级，临床表现符合上述特征。对于该例运动性失语患者，因患者听理解损伤程度较轻，而口语表达障碍相对严重，而且影响了日常交流，所以口语表达应作为训练重点。本患者除采用语言康复以外，还进行了规范化的 rTMS 治疗。失语症的治疗指南建议对卒中后的失语症患者强化言语和语言治疗，这对改善患者的预后及生活质量具有重要、积极的意义。

点评专家：首都医科大学附属北京朝阳医院　袁俊亮

2 脑梗死致运动性失语

病历摘要

患者男性，31 岁，高中文化，职员。突发言语不利伴右侧肢体无力 1 天。

【现病史】

患者于入院 1 天前晚间多次腹泻，晨起后突发言语不利，表现为找词困难，单个吐字，发音清晰，能理解他人的部分言语；伴有右侧肢体无力，右上肢抬举费力，右下肢行走欠稳；无头晕、视物旋转、视物不全等；发病期间呕吐两次，非喷射性，为胃内容物，混有咖啡色物体。外院头颅 CT 示左侧额叶软化灶可能，予以对症支持治疗，病情无明显变化。

【既往史、个人史及家族史】

高血压病史 6 年，最高 200/120mmHg，每日规律服用苯磺酸氨氯地平片 10mg，厄贝沙坦 150mg，美托洛尔 25mg 降压治疗，血压控制于 150/100mmHg；肾功能不全病史 5 年，1 年前行肾活检提示高血压性肾损害，未服用保护肾功能的药物；高脂血症病史 1 年；脑出血病史 1 年，未留后遗症；2015 年 11 月 25 日于肾穿刺 2 小时后突发脑梗死，就诊于我院，后病情好转，遗留有言语不能，出院后规律服用阿司匹林 100mg、阿托伐他汀钙 20mg 治疗，随后言语功能恢复，能与人正常交流，但语速减慢；诉 2 年前有左心室肥大，"心衰"史（具体不详）。吸烟 10 年，每天 3～4 支，已戒 2 年；患者母亲 40 多岁时发现高血压，同年发现脑梗死，50 岁时患脑出血；患者父亲 40 多岁时发现高血压；姐姐 30 岁时发现高血压。

【入院查体】

卧位血压右侧 134/84mmHg，左侧 148/90mmHg。心率 78 次/分。贫血貌，全身皮肤黏膜、睑结膜、甲床颜色苍白；双肺呼吸音清，未闻及明显干、湿啰音及胸膜摩擦音，心律齐，各瓣膜区未闻及杂音。腹软，无压痛及反跳痛，无肌紧张。神经系统查体：神清，右利手，运动性失语，定向力、计算力查体欠配合。双瞳孔等大等圆，直径约 3mm，直接、间接对光反射灵敏，眼动充分无震颤。双侧面部针刺觉对称，双侧咀嚼有力，双侧额纹对称，右侧鼻唇沟变浅，双侧软腭上抬有力，悬雍垂居中，双侧咽反射减弱，伸舌右偏。右上肢肌力 4 级，右下肢肌力 4^+ 级，左侧肢体肌力 5 级，四肢肌张力正常，四肢腱反射正常，全身感觉检查未能配合，指鼻试验、跟膝胫试验欠合作，右侧巴宾斯基征阳性，余病理征未引出。颈部血管听诊区未闻及明显杂音。

【言语语言病理学查体】

语量明显减少，找词困难，仅能表达单字或简单词语，口语听理解能力相对保留，复述及命名存在不同程度的困难。

【辅助检查】

头颅 CT 检查：左侧额叶软化灶可能，多发性腔隙性脑梗死。

头颅 MRI 检查（图 3）：左脑内大面积亚急性梗死灶，右侧脑内腔隙性梗死灶，左侧脑室周围少量陈旧性出血灶。MRA 检查：左椎动脉大部分未见显示，右椎动脉、大脑前中动脉、基底动脉狭及双侧大脑后动脉局部狭窄，左侧大脑前动脉 A1 段细、狭窄，左侧大脑中动脉水平段远端狭窄，分支少。右颈内动脉虹吸段粗细不均，局部可见狭窄及隆起。

TCD 检查：双侧大脑中动脉、右侧大脑前动脉狭窄，双侧大脑后动脉狭窄；左侧椎动脉闭塞可能；右侧椎动脉及基底动脉狭窄。

糖化血红蛋白5%。

生化检查：总蛋白 54.8g/L、白蛋白 31.8g/L、葡萄糖 3.46mmol/L、血肌酐（酶法）135.7μmol/L、尿酸 435.2μmol/L、总胆固醇 2.16mmol/L、高密度脂蛋白 0.81mmol/L、低密度脂蛋白 1.04mmol/L、载脂蛋白 A10.84g/L、钙 2.19mmol/L、超敏 C 反应蛋白8.3mg/L。

24h 尿蛋白定量 11 464.66mg。

蛋白电泳：γ 球蛋白22.2%。

免疫：无异常。

血常规：红细胞绝对值2.7×10^{12}/L、血红蛋白81g/L、红细胞压积23.6%。

血沉：122mm/60min。

B 型钠酸肽：81.7pg/ml。

腹部彩超：脂肪肝。

肾动脉彩超：双肾动脉血流未见异常。

颈部血管彩超：双侧颈动脉内 - 中膜增厚伴斑块形成，左侧椎动脉椎前段斑块形成、椎间段内径细，右侧锁骨下动脉内 - 中膜增厚。

泌尿系超声：前列腺增大，前列腺小囊肿。

下肢动静脉彩超：双侧下肢动脉硬化伴多发斑块形成，左侧胫前动脉重度不规则狭窄，右侧胫前动脉中段不规则狭窄；双下肢静脉未见明显血栓形成。

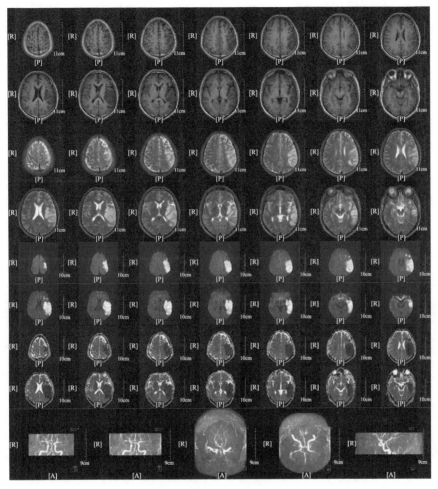

图3 头颅 MRI 检查

注：左额颞顶叶及脑岛可见片状长 T_1、长 T_2 信号影，边界模糊，局部灰白质分界不清，左侧脑室受压。DWI 示左侧脑内病变弥散受限，ADC 值下降。MRA 示左椎动脉大部分未显示，左侧大脑中动脉水平段远端狭窄，分支少，左侧大脑前动脉 A1 段细、狭窄。

【病因及发病机制】

　　患者发病时有明显的神经功能缺损症状，表现为运动性失语，定位于优势半球额下回后部及其联系纤维；右侧中枢性面舌瘫，定位于左侧皮质核束；右侧肢体无力，右侧巴宾斯基征阳性，定位于左侧皮质脊髓束，结合头颅 MRI 检查，故定位于左侧大脑半球为左颈内动脉系统供血区域。患者为青年男性，急性起病，临床表现为局灶性神经功能缺损，症状持续，并且头颅 MRI 检查可见责任病灶，符合血管分布，故诊断为脑梗死。因患者高血压病史多年，吸烟多年，为大动脉粥样硬化的危险因素，故病因考虑大动脉粥样硬化性；患者发病前有多次腹泻，MRA 示左侧大脑中动脉远端狭窄，且无心源性栓塞的证据，故发病机制考虑动脉－动脉栓塞。

【诊疗经过】

入院后监测生命体征变化，积极完善头颅 MRI、TCD + 微栓子、超声心动图、动态心电图、泌尿系超声等检查，予以阿托伐他汀调脂稳定斑块、泮托拉唑抑酸、硫糖铝保护胃黏膜、琥珀酰明胶扩容治疗，因患者合并消化道出血，予以凝血酶冻干粉鼻饲止血治疗，暂未予抗血小板药物治疗，后行胃镜检查提示非萎缩性胃炎，未见出血点，请消化科会诊后考虑可以在服用雷贝拉唑抑酸的同时予以氯吡格雷抗血小板治疗，同时给予肢体及言语功能康复，后病情逐渐平稳，言语功能较前恢复，可简单交流，请示上级医师后前往下级医院进一步康复治疗。出院后门诊规范根除幽门螺旋杆菌。

【失语症量表检查】（表 2）

表 2　西部失语成套测验得分情况（发病第 5 天）

	满分	得分
Ⅰ 自发言语		
（1）信息量	10 分	3 分
（2）流畅度、语法能力和错语	10 分	2 分
Ⅱ 听理解		
（1）是否问题	60 分	42 分
（2）听词辨认	60 分	36 分
（3）连续指令	80 分	18 分
Ⅲ 复述	100 分	30 分

笔记

（续）

	满分	得分
Ⅳ命名及找词		
（1）物体命名	60 分	18 分
（2）列举	20 分	0 分
（3）语句完成	10 分	4 分
（4）回答问题	10 分	7 分
AQ = 31.4 分		

【诊断】

运动性失语症，波士顿失语症严重程度分级：1 级。

【失语症言语症状分析及康复方案】

一、言语症状

1. 听理解

该患者 WAB 的听理解量表分值为 96（96/200），其中是否问答得分为 42（42/60），单词级别的听理解得分为 36（36/60），短语和句子级别的听理解得分为 18（18/80）。

患者的整体听理解功能处于中度损伤水平（96/200），保留了一部分单词级别的听理解功能，而短语及句子级别的听理解功能严重受损。

2. 口语输出

自发语方面，该患者口语表达的信息内容差（3/10），能回答部分信息内容，对情景画有一些描述反应；流畅性方面，患者的言语不流畅，呈明显电报式言语，几乎都是单个词，无法形成完整句（2/10）。该患者可以完成部分单词级别的复述，短语级别的复述不准确，成句的复述完成差，整体复述功能中度损伤（30/100）。在给予实物刺激的物品命名中，患者偶尔可以完成命名，多数根据功能和词头的语音提示可以命名成功，另一部分物品命名不能，物品命名呈中度损伤（18/60）；命名检查中列举不能完成，语句完成（4/10）及应答（7/10）完成有部分扣分。

综合来看，该患者的口语输出功能处于中度损伤，检查时多为不流畅言语，表达呈电报式，多用单字和单词表达，评价过程中可见明显的找词困难及语法错乱。

3. 阅读

该患者的阅读功能中 – 重度损伤（55/100）。其中语句理解表现稍好得 28 分（28/40），文字指令可完成简单指令，多步及关系指令不能准确完成（10/20），字物匹配（4/6）、字图匹配（3/6）、图字匹配（3/6）、听字指字得 2 分（2/4），笔画辨别（3/6）、字结构听辨（2/6）等小项检查的得分率在 50% 左右，叙述字结构不能完成记 0 分。

患者阅读评价的各小项得分率接近 50%，其中语句理解项上得分稍高，但评价时用时较长；叙述字结构受口语表达障碍影响未能进行。

4. 书写

患者为右利手，病后由于右侧肢体功能受限，左手执笔有障碍，书写项尚未进行检查。

二、非言语输出症状

患者的非言语输出功能较好（53/60），部分指令可以准确做出相应的肢体动作，其余部分可以准确地完成肢体动作的模仿，大致排除失用的情况，但由于对动作指令的听理解障碍限制，此项中仍有扣分。

三、言语语言相关的部分认知功能

该患者的视知觉功能尚可，但空间旋转能力、计算及推理能力存在重度损伤。

WAB 测查中患者可以相对较好地完成简单图形的临摹，较复杂图形因书写困难而放弃，得分为 10(10/30)；积木拼搭完成较差，不能在短时间内完成正确摆放，得 3 分(3/9)；计算功能损伤严重，得分为 2(2/24)；非言语语言相关的逻辑推理功能受损，彩版瑞文推理得分为 7(7/37)，正确推理极少且完成时间较长，患者对于复杂的推理直接放弃。

四、治疗思路

该患者为运动性失语症患者，AQ 值为 31.4，波士顿失语症严重程度分级为 1 级。患者有不连续的言语表达，大部分需要听者去推测、询问和猜测；可交流的信息范围有限，听者在言语交流中感到困难。对于运动性失语患者，一般将口语表达作为训练重点，但同时要注意患者听理解损伤程度及对生活和康复训练的影响，适当分配听理解训练的比重。

从 WAB 评价来看，患者的听理解在单词级别就出现了障碍，对于熟悉信息内容及常用词汇听理解的准确性尚可；低频信息及短语句子级别的听理解差。进行听理解训练时，我们可以将训练内容的高/低频与内容长度适当匹配，如选择低频的词汇或高频的短句进行训练，根据患者听理解水平的改善程度，逐渐加大训练内容的难度和长度。听理解的训练可占全部失语训练的 1/4。

在测评时，患者表现为说话费力，明显的语调障碍，口语交流限于常用高频的单词水平，短语及语法词汇表达极少。对于该例处于语言恢复中早期的运动性失语症患者，训练主要放在提高词汇命名的准确性，改善口语表达的流畅性，并适当训练患者短语及短句的表达，随着训练的提高要训练长句表达及语法。该例患者的训练可以从命名开始，训练材料可以逐步由高频词汇向低频词汇过度。在词汇水平的训练基础上，可以让患者尝试用短语、短句丰富命名图片内容。如果不能很好地完成，可以借助患者相对较好的复述功能，帮患者逐渐建立短语、短句甚至长句的正确表达。此类训练可以占全部失语训练的1/2。再者还要注意该患者的流畅性训练，可以选择患者熟知的诗词、歌曲歌词等作为训练素材，训练口语流畅性。此项训练中，由于患者可能对这类训练材料形成内隐记忆，偶尔出现自动完成，提高患者的积极性及兴趣，可占训练的1/4。

训练实例：

（1）iv&p = 旗杆 > om；

【即给图片（picture）和语音（verbal）形式的刺激（input），嘱患者完成相应匹配功能（matching）的产出（outcome）。】

（2）ip = 牙刷 > ov；

【即给予患者图片（picture）形式的刺激（input），嘱患者完成相应口语（verbal）的产出（outcome）。】

ip = 牙刷 > ov, d, ov = 牙刷刷牙；

【即患者成功完成既定口语命名任务（done），则嘱患者继续输出短语语音（verbal）。】

ip = 牙刷 > ov, d, ov = 牙刷刷牙, f, c = 牙刷刷牙 r；

【即患者无法成功完成既定口语命名任务（fail），则嘱患者复述（repeat）。】

（3）iw = 白日依山尽 > ov；

【即给予患者文字（writing）形式的刺激（input），嘱患者完成相应口语（verbal）的产出（outcome）。】

iw = 白日依山尽 > ov, f, c = 白日依山尽 r；

【即患者无法成功完成既定口语命名任务（fail），则嘱患者复

笔记

述（repeat）。】

五、诊疗延伸

对于该例运动性失语症患者，通过 WAB 检查我们可以看到患者语言的输入和输出有中度受损，需要根据患者功能水平和预后转归设计和分配训练内容，此外还应该更深入地对患者的语言通路进行分析和评价，对其是否合并构音障碍进行评估，还需要了解患者语言相关认知损伤的程度。

1. 听觉通路及言语通路

在进行 WAB 时我们可以判断该患者的听理解及口语表达受损，我们可以给予相应的心理语言学评价，分析出听觉通路及言语通路受损环节，作为训练重点，更准确地提高患者语言功能水平。

2. 构音障碍

运动性失语症患者可能会合并构音障碍，需要我们单独进行评价。构音障碍为处于语言下游机制问题，虽最终会导致患者口语表达出现障碍，但治疗方法不尽相同。

3. 听觉记忆广度等语言相关认知损伤

听记广度是失语症患者语言功能的重要影响指标之一，如果患者的听记广度仅有 1~2 个单位，患者在训练后期就没有足够的单位处理短语和句子级别的语言任务。此外，还有一些相关认知，如注意、执行功能、逻辑推理的损伤等，均会影响患者的语言恢复。

运动性失语是常见的失语症类型，其评价和治疗都较为常规。需要 SLP 注意的是，我们应更系统、更多维地去评价患者的语言及认知功能，做到个体化的治疗，不要被常规治疗的思维定式所束缚。

专家点评

　　这是一例以卒中起病的青年男性患者，既往有高血压及高血压肾损伤病史，同时也有高血压家族史及心脑血管病家族史。表现为语言功能障碍伴有右侧肢体无力，查体有右侧偏瘫的症状及体征。头颅影像学显示左额颞顶叶及脑岛新发梗死灶。血管检查示左椎动脉、左侧大脑中动脉水平段远端、左侧大脑前动脉 A1 段狭窄或者显影较差。因此，这是一例由动脉硬化形成引起的以失语及右侧偏瘫为主要表现的急性脑梗死病例。

　　患者语言相关的检查主要表现为口语表达显著障碍，听理解轻中度障碍，复述功能重度障碍，命名功能中重度障碍，阅读功能中度障碍，书写功能未能检查。患者非语言输出功能相对损害较轻，语言相关的认知功能也有一定的损伤。头颅影像学显示颞顶叶病灶范围较大，额叶病灶范围相对较小，但是额下回有相应的病灶，可能解释患者运动性失语的相关症状，大片的颞顶叶病灶也可以解释患者的语言理解损害症状。理论上，颞顶叶大片梗死病灶也应该对患者的躯体感觉有所损伤，可惜临床上缺少感觉系统检查。

　　该病例为我们展示了语言功能障碍治疗的方案设计理念及诊疗延伸过程，对于临床上语言功能的康复治疗提供了极佳的案例。结合患者的语言表达、语言理解、复述、命名、阅读等功能障碍，以及影像学相关检查，这一例患者或许诊断为部分混合性失语更加稳妥。

点评专家：北京大学第一医院　孙永安

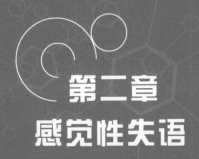

第二章
感觉性失语

1 脑梗死致感觉性失语

病历摘要

患者男性，58 岁，急性起病，因"突发头晕，伴言语异常 5 天"入院。

患者 5 天前突发头晕，伴头痛、恶心，伴言语异常，表现为答非所问、找词困难，不能说出物品的名称，但能说出物品的用途，不能认人，就诊于外院，行头核磁提示脑梗死。为进一步诊治，转于我院急诊，给予阿司匹林抗血小板聚集、长春西汀改善循环、阿托伐他汀降脂稳定斑块治疗，患者症状未见明显好转。

【既往史、个人史及家族史】

既往体健。否认糖尿病、高血压病、高脂血症、冠心病病史，否认食物、药物过敏史，吸烟史 30 年，10 支/天，饮酒史 30 年（具体不详）。

【入院查体】

卧位血压右侧 154/110mmHg，左侧 146/104mmHg，心率 72 次/分，律齐，双肺呼吸音清，未闻及干、湿啰音，心律齐，未及明显杂音。腹软，无压痛及反跳痛。神经系统查体：神清，右利手，感觉性失语，时间、地点、人物定向力减弱，记忆力、计算力减退。双侧瞳孔等大等圆，直径 3mm，双侧瞳孔直接及间接对光反射灵敏，眼球各项运动充分，未见眼震。双侧面部针刺觉对称，双侧角膜反射正常引出，双侧咀嚼对称有力。双侧额纹、面纹对称，闭目及示齿有力。双侧软腭上抬有力，双侧咽反射存在。双侧转颈、耸肩有力，伸舌居中，未见舌肌纤颤。四肢肌力 5 级，双侧肢体肌张力正常。双侧指鼻、跟膝胫试验不合作，闭目难立征阴性。双侧针刺觉及音叉振动觉对称。四肢腱反射未引出。双侧掌颏反射、Hoffmann 征阴性。双侧巴氏征查体不合作。颈软，脑膜刺激征阴性。

【辅助检查】

头颅 MRI 检查：左颞枕脑梗死，亚急性期改变；MRA 检查：左侧大脑后动脉环池段阶段性狭窄；双侧鼻窦黏膜局部增厚。

超声心动图：左房稍大，二尖瓣少量反流，二尖瓣口呈单峰频谱（房颤）。

24 小时动态心电图：窦性心律不齐，偶发室性期前收缩形态为频发室上性期前收缩、阵发房性心动过速。

颈动脉＋椎动脉＋锁骨下动脉：双侧颈动脉多发斑块形成，右锁骨下动脉斑块形成。

双下肢动脉超声：双侧下肢动脉多发斑块形成。

主动脉弓超声：主动脉弓、降主动脉近段血流通畅。

生化：葡萄糖 4.37mmol/L、血肌酐（酶法）75.3μmol/L、尿酸 368.8μmol/L、甘油三酯 1.24mmol/L、总胆固醇 3.43mmol/L、高密度脂蛋白 1.03mmol/L、低密度脂蛋白 2.08mmol/L；B 型钠酸肽 496.7pg/ml；糖化血红蛋白 5.6%；血、尿、便常规未见明显异常。

相关检查见图 4、图 5、图 6。

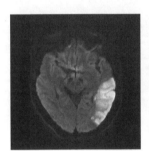 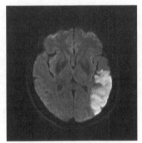 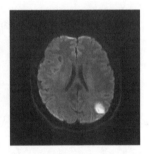

图 4　DWI 序列左颞叶枕脑梗死（亚急性期）

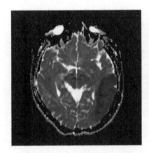 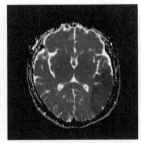 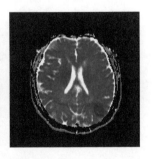

图 5　ADC 序列左颞枕叶脑梗死（亚急性期）

【发病机制】

中年男性，急性起病，有神经系统损害局灶定位体征，症状持续不缓解，发病后行头核磁示 DWI 高信号，ADC 相应部位低信号，

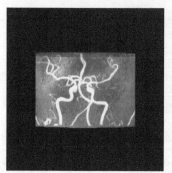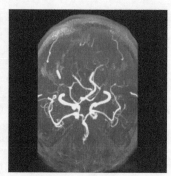

图 6　MRA 左侧大脑后动脉环池段阶段性狭窄

故脑梗死诊断明确。患者入院后发现阵发性心房颤动,支持心源性栓塞的病因诊断。入院后亦发现脂蛋白代谢紊乱,全身血管符合动脉粥样硬化性改变,病因亦不能除外大动脉粥样硬化性,故病因考虑为原因不明。

【治疗经过】

患者发病超过静脉及动脉治疗时间窗,未予溶栓治疗;根据脑梗死的二级预防,入院后立即启动抗栓治疗,但患者梗死面积较大,出血转化风险高,虽然患者有房颤病史,暂给予单抗治疗,2周后给予抗凝治疗;给予他汀强化降脂;无吞咽困难,无须吞咽评估及康复;患者有失语,进行语言评估与康复。经治疗后患者病情好转出院。

【失语症量表检查】(表3)

表3　西部失语成套测验得分情况 (发病第6天)

	满分	得分
I 自发言语		
(1) 信息量	10分	3分
(2) 流畅度、语法能力和错语	10分	6分

（续）

	满分	得分
Ⅱ听理解		
（1）是否问题	60分	46分
（2）听词辨认	60分	36分
（3）连续指令	80分	18分
Ⅲ复述	100分	38分
Ⅳ命名及找词		
（1）物体命名	60分	9分
（2）列举	20分	4分
（3）语句完成	10分	7分
（4）回答问题	10分	2分
AQ＝40.0分		

【诊断】

感觉性失语症，波士顿失语症严重程度分级：1级。

【失语症言语症状分析及康复方案】

一、言语症状

1. 听理解

该患者的听理解功能受损较严重，单词级别的听理解功能相对较好，而句子级别的听理解功能损伤严重。

该患者的 WAB 测试结果显示，其听理解量表分值为100（满分为200），其中是否问答得分为46（满分为60），单词级别的听理解得分为36（满分为60），短语和句子级别的听理解得分为18（满分为80）。

2. 口语表达

该患者口语表达流畅，有少数陈性句子，仍有明显错语，以及信息内容欠佳。当给予听觉语音材料刺激时，患者口语表达的信息内容尤为不足，当给予视觉材料刺激（图片、实物）时，口语表达的信息内容比语音材料刺激稍好。

WAB 的自发语测查中患者仅仅可以回答出其姓名和工作，其余的几个问答均未获得正确的口语输出。患者对于图片的描述有意义的口语输出较少，可以产出简单语法的语句，存在大量的错语，包括语音性错语和语义性错语，如把"一棵大树"说成"一个大 chù"，把图中的"狗"说成"猫"等。患者的复述功能较差，只能复述出 3~4 个组块的语音刺激材料，余下的复述表现为大量的错语或无法复述。患者的命名功能损伤严重，在呼名任务中即使给予实物的触觉刺激及功能和词头提示，依然很难完成呼名的任务，且在呼名过程中出现大量语音性错语；列举任务及应答任务回答困难，语句完成困难。

3. 阅读

该患者的阅读功能和朗读功能均损伤严重，仅仅可以相对较好地完成单词级别的阅读任务，短句和长句级别的阅读功能几乎均无法正确完成。

WAB 的阅读任务中子结构的听辨和叙述得分为 0（满分为 6），语句理解的得分为 4（满分是 40），文字的阅读和指令的完成得分为 2（满分为 20），而字物匹配、图字匹配、字图匹配及听字指字均较差。

4. 书写

患者的书写功能损伤较为严重，右手无法完成任何有意义的书写任务，左手仅仅能够成功书写自己的姓名，以及完成部分的序列书写，但是其抄写功能保存较好。

WAB 的书写测查中自动书写得分为 2（满分为 6），序列书写得分为 15（满分为 22.5），抄写得分为 9.5（满分为 10），情境画书写、听写、视物听写完成较差。

二、非言语输出症状

患者的非言语输出功能较好，可以较好地完成肢体动作的模仿。

WAB 的运用任务得分为 32（满分为 60），虽然整体得分比较低，但是模仿级别得分较高，且在实物使用级别得分为满分。

三、言语语言相关的部分认知功能

患者的视知觉功能尚可，计算功能和推理功能则损伤相对严重。

WAB 测查中患者可以相对较好地完成图形的临摹，得分为 24（满分为 30）；可以相对较好地完成积木的拼搭，得分为 6（满分为 9）；计算功能损伤相对严重，得分为 14（满分为 24）；非言语语言相关的逻辑推理功能保留一般，彩版瑞文推理得分为 21（满分为 37），且完成时间较长（9 分 38 秒）。

四、治疗思路

该患者为典型的 Wernicke 失语症患者，AQ 值为 40.0，听理解的损伤较为严重，口语表达的损伤程度相对较差，波士顿失语症严重程度分级为 1 级。我们介入的时机为发病一周内，故以提高患者的听理解训练为近期目标。

患者单词级别是否问答成功率为 77%，单词级别听理解成功率为 60%，句子级别的成功率为 23%，说明患者需要提高单词级别的听理解，我们应该选取日常生活相关的动词和名词作为训练的主要内容，即应该把提高日常生活相关动词和名词音频刺激的理解作为训练的主要内容，且应该作为训练的主要刺激。患者的字图匹配、图字匹配及字物匹配均较好，但是患者的阅读功能较差，暂且把选择实物刺激作为训练的辅助刺激。考虑到患者输出模态中保留较好的为指认，应该把指认作为衡量训练成功的主要指标。故应该给予患者听指实物训练，即在桌面摆放常见的实物，然后给予患者实物的音频刺激，嘱患者指出相应的实物。

当患者正确完成时，可以进行相应实物名称的抄写、补笔训练，这样既可以强化、稳定相应的听理解，又可以提高患者单词级别的书写功能。当患者无法正确完成时，即给实物的语音刺激，患者无法找出相应的实物或者匹配实物错误时，不建议给予患者相应实物的功能描述、外观描述，或者反复多次单调的实物语音刺激，而应该在给予患者与实物相匹配语音刺激的同时，给予相应的图片或文字刺激。此时如果患者可以正确完成匹配，那么可以逐渐减弱与之相应图片和文字的刺激，直到患者可以在无图片和文字的提示下，仅通过语音刺激即可正确匹配实物。当给予图片和文字提示及语音刺激，患者依然无法正确匹配实物时，可以将相应实物的文字、语音、图片及功能等属性均呈现给患者，让这些模态的信息在患者头脑中有效存储并建立相应连接。

训练实例：

ig = 刮胡刀、米饭、眼镜 &iv 刮胡刀 > om；

【即给予患者语音（verbal）及实物（goods）形式的刺激（input），嘱患者完成相应匹配功能（matching）的产出（outcome）。】

ig = 刮胡刀、米饭、眼镜 &iv 刮胡刀 > om，d， > ow；

【即患者成功完成既定任务（done），则给予书写任务（writing）。】

ig = 刮胡刀、米饭、眼镜 &iv 米饭 > om；f, c = w 米；

【即患者无法成功完成既定任务（fail），则给予文字（writing）提示（cue）。】

ig = 刮胡刀、米饭、眼镜 &iv 米饭 > om；f, c = w 米, d；

【即患者在给予文字提示后，正确完成。】

ig = 刮胡刀、米饭、眼镜 &iv 米饭 > om；f, c = w 米, d；

【即在文字提示正确完成后，给予书写任务（writing）。】

ig = 刮胡刀、米饭、眼镜 &iv 眼镜 > om；f, c = w 眼, f；

【即患者在给予文字提示后，依然未完成。】

ivgpw = 眼镜 > om；

【即给予患者眼镜的语音、实物、图片和文字的刺激，让患者把这几个模态的刺激结合匹配起来。】

五、rTMS 治疗方案

频率：高频（10Hz）。

刺激强度：为了保证治疗的安全性，需在治疗前测定运动阈值（MT）以确定刺激强度，强度剂量范围为80%～130% MT。

刺激序列：每序列50次脉冲、每天10个序列、序列间隔120s。

靶点：左侧 Wernicke 区。

治疗时间：每次30min，每天1次，每周5天，每周间歇2天，持续2周。

六、诊疗延伸

患者单词级别是否问答成功率为77%，单词级别听理解成功率为 60%，句子级别成功率为 23%，我们除了需要把单词级别的听理解训练作为重点，还需进行更为细致的检查，具体如下：

1. 词的听辨别

Wernicke 失语症患者中有部分患者词语声音的听辨功能出现异常，即无法辨别出不同的词语，如给予"dǎhān"和"dàkēng"的语音刺激时，患者认为这两组语音刺激是一样的，而有些患者无法辨别不同的声母和韵母，甚至无法辨别出人声和环境音。如果出现这些情况，应该给予相应的心理语言学功能检查，并进行相应的诊疗。

2. 听觉记忆广度

如果患者的听觉记忆广度为 1，那么该患者只能相对较好地完成单词级别的听理解任务，而无法完成短语或者短句及长句级别的任务，故此，需要把听觉记忆广度作为测查的内容之一。

3. 句法

患者句子级别的听理解较差除了听本身出现困难、听觉记忆广度出现问题，还有可能是句法出现了异常，我们在临床诊疗时需要弄清楚。

我们还需要考虑患者匹配行为有无异常、患者的词语截取功能有无异常，我们可以用 WAB 中的运用作为简单筛查患者匹配行为功能的指标。除此之外，我们还需要考虑是不同刺激模块本身的问题，还是模块间的映射连接出了问题。

专家点评

感觉性失语又称"Wernicke"失语或理解性失语，属于流畅性失语。病损部位为大脑外侧裂后部的"Wernicke"区，即颞上回后部为主的部分，以听理解障碍为突出表现，严重者不能理解他人言语，甚至自己的讲话内容也不理解，答非所问。言语表达语量多、发音不费力，常滔滔不绝，错语较多，重者呈杂乱语或奇特语，而且复述差，犹如"星外来客"。此外，患者阅读和书写功能也出现相应障碍。此类患者由于不能听懂治疗师的要求和指令，因此沟通平台难以建立，康复效果差。

寻找切入点对其进行有效干预是非常重要的，最终达到的康复目标为提高患者听觉言语理解能力。对感觉性失语严重，听觉通道言语理解和表达困难的患者，可以应用视觉通道的文字、手势或肢体语言进行交流。

感觉性失语患者的另一治疗方法是应用神经调控技术之一的重复经颅刺激（TMS），在语言功能训练的基础之上，进行多种手段、多种通道的治疗，对最大程度提高患者与外界的沟通水平是极为重要的。

点评专家：中国康复研究中心　宋鲁平

笔记

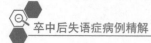
2 脑梗死致感觉性失语

病历摘要

患者男性，64 岁，急性起病，因"突发右侧肢体无力及言语不清 3 天"收入院。

患者 3 天前突发右侧肢体无力，表现为右上肢持物不能，右下肢无法站立，同时出现言语不清，不能理解他人语言，表达不利。不伴有头晕、头痛、恶心、呕吐，无意识障碍、肢体抽搐、二便失禁等。约半小时后由 120 送至当地县医院，行头部 CT 检查，未见出血，考虑为"急性脑梗死"。给予注射尿激酶 100 万单位静脉溶栓治疗，溶栓前后症状无明显改变（NIHSS 评分不详）。当地县医院给予抗血小板聚集、降脂及输液等对症支持治疗，症状较前稍缓解。溶栓后 24 小时复查头部 MRI 提示：左侧大脑中动脉流域性梗死灶。

【既往史、个人史及家族史】

房颤 1 年余，未规律用药；高血压病史 5 年，血压最高 160/110mmHg，规律服用硝苯地平缓释片及阿替洛尔降压治疗，血压控制在 130/80mmHg；否认糖尿病、冠心病病史；对左氧氟沙星过敏；吸烟 40 年，20 支/天，已戒烟半年；饮酒史 30 年，5 两/天，已戒半年。家族史无特殊。

【入院查体】

卧位血压右侧 140/109mmHg，左侧 118/83mmHg，心率 80 次/分。

双肺呼吸音清，可闻及散在少量哮鸣音，心律不齐，未闻及明显心脏杂音。腹软，无压痛及反跳痛，肝、脾肋下未触及。神经系统查体：神清，右利手，感觉性失语，双侧瞳孔等大等圆，直径 3mm，双侧瞳孔直接及间接对光反射灵敏，眼球各项运动充分，未见眼震。双侧额纹、面纹对称，闭目及示齿有力。余颅神经查体不配合。四肢肌容积正常，左肢肌力 5 级，右上肢肌力 0 级，右下肢肌力 2⁺ 级。四肢腱反射对称引出。双侧掌颌反射、Hoffmann 征阴性。右侧巴氏征阳性，左侧巴氏征阴性。颈软，脑膜刺激征阴性。

【辅助检查】

头部 MRI + MRA 检查（图 7、图 8）：左颞枕顶叶及左额叶梗死灶（急性期）；MRA 检查：左颈内动脉虹吸段管腔形态稍欠规则，粗细不均，左大脑前动脉呈双干表现。

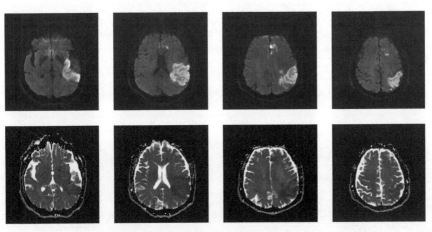

图 7 头颅 MRI 检查提示左颞枕顶叶及左额叶梗死灶（急性期）
注：第一行 DWI，第二行 ADC。

弓上 CTA 检查：降主动脉局部管壁稍厚，斑块形成，管腔未见明显狭窄；左侧椎动脉起始部迂曲；右侧椎动脉 V4 段纤细；双侧颈内动脉虹吸部散在钙化斑块，右侧颈内动脉虹吸部局部管腔变窄；左侧大脑后动脉 P1 段管腔狭窄；左侧大脑前动脉共干。

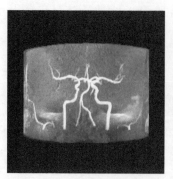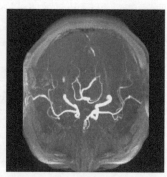

图 8　头颅 MRA 检查提示左颈内动脉虹吸段管腔形态稍欠规则，粗细不均，左大脑前动脉呈双干

经颅多普勒超声：颈部及颅内血管超声大致正常；微栓子监测阴性；增强试验阳性？（监测双侧大脑中动脉，第 11 秒探及微栓子信号 2 个）。

颈部动脉超声：双侧颈动脉斑块形成，右锁骨下动脉内膜增厚。

超声心动图：双房增大，二尖瓣、三尖瓣少量反流。

心电图 Holter：心房颤动伴不纯扑动，ST－T 改变。

血压 Holter：日间最高血压 180/104mmHg，最低血压 101/87mmHg，夜间最高血压 146/99mmHg，最低血压 112/71mmHg，平均 146/96mmHg；非勺型，血压波动大，控制欠佳。

主动脉超声：主动脉弓、降主动脉近段血流通畅。

肾动脉超声：未见明显异常。

下肢动脉超声：双侧下肢动脉多发斑块形成。

下肢静脉超声：未见明显异常。

血常规、尿常规、便常规未见异常。

血生化：葡萄糖 3.91mmol/L、尿素氮 7.7mmol/L、血肌酐（酶法）58.8μmol/L、尿酸 308.5μmol/L、甘油三酯 1.04mmol/L、总胆固醇 4.72mmol/L、载脂蛋白 A11.14g/L、血清同型半胱氨酸 15.6μmol/L。

糖化血红蛋白（5.4%）。

促甲状腺激素受体抗体、心磷脂抗体、血沉和蛋白电泳未见异常。

【发病机制】

患者急性起病，临床有局灶性神经功能缺损的症状及体征，且症状体征持续不缓解，结合头部 CT 可见急性左侧大脑中动脉流域性梗死灶，故脑梗死诊断明确。患者本次起病急，达峰快，症状较重，偏瘫较完全，头颅影像提示急性左侧大脑中动脉流域性大面积梗死灶，为栓塞常见影像学表现，且患者发现房颤病史 1 年余，未规律用药控制，超声心动图提示双房增大，支持心源性栓塞的发病机制；但患者为中老年男性，有高血压病史，为动脉粥样硬化的危险因素，且颅内外血管及外周血管检查有动脉粥样硬化的证据，故动脉粥样硬化性亦不能除外，故病因考虑为原因不明。

【诊疗经过】

患者发病超过静脉及动脉治疗时间窗，未予溶栓治疗；根据脑梗死的二级预防，到院后立即启动抗栓治疗，但患者梗死面积较大，出血转化风险高，虽然患者有房颤病史，暂给予双联抗血小板治疗，2 周后改为抗凝治疗；并给予他汀强化降脂；无吞咽困难，无需吞咽评估及康复；患者有失语，进行语言评估与康复。后患者病情好转出院。

【失语症量表检查】（表4）

表4　西部失语成套测验得分情况

	满分	得分
Ⅰ自发言语		
（1）信息量	10分	6分
（2）流畅度、语法能力和错语	10分	6分

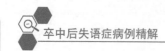

（续）

	满分	得分
Ⅱ 听理解		
（1）是否问题	60 分	31 分
（2）听词辨认	60 分	32 分
（3）连续指令	80 分	16 分
Ⅲ 复述	100 分	70 分
Ⅳ 命名及找词		
（1）物体命名	60 分	52 分
（2）列举	20 分	0 分
（3）语句完成	10 分	2 分
（4）回答问题	10 分	0 分
AQ = 57.9 分		

【诊断】

感觉性失语症，波士顿失语症严重程度分级：1级。

【失语症言语症状分析及康复方案】

一、言语症状

1. 听理解

该患者的听理解功能处于中重度损伤水平，单词级别的听理解功能尚可，而句子级别的听理解功能损伤严重，几乎无法完成长句的指令。

WAB 的听理解量表分值为 79（满分为 200），其中是否问答得分为 31（满分为 60），单词级别的听理解得分为 32（满分为 60），短语和句子级别的听理解得分为 16（满分为 80）。

2. 口语表达

该患者口语表达的流畅性和信息内容均尚可，但是信息内容较差。可以回答出 4 个问题，在描述图片的时候有错语的出现，但是也有正确的语法结构，且有完整的主题句的出现，如"这里有一艘船"等；单词级别的复述均可顺利完成，短句级别的复述尚可，长句级别的复述无法完成，考虑为未通达语义的复述；呼名障碍明显，即使给予实物、刺头提示也未诱发出正确的呼名，仅可说出"狮子"等动物名称，在提示后又说出三种动物的名称。

3. 阅读

该患者的朗读和阅读功能均损伤十分严重，语句理解仅正确完成一项，字物匹配、字图匹配得分均为 4 分（满分为 6 分），其余几项分项目均未完成。

4. 书写

该患者书写严重受损，得分仅为 0.2 分（满分为 10 分），基本无任何参考意义。

二、非言语输出症状

该患者的非言语输出症状尚可，但是大多是通过模仿和实物使用而完成的。

三、言语语言相关的部分认知功能

在 WAB 第八大项检查中，患者仅仅可模仿绘画出部分图形，其余三项均无法完成。

四、治疗思路

该患者的是否听理解得分比仅为 52%，句子级别听理解得分比

笔记

仅为20%，二者的参考意义均不大。单词级别听理解大都为六选一且得分比为53%，有一定的参考意义，即患者的单词级别听理解中度受损。加之患者发病时间较短，我们应该把提供单词级别的听理解作为一个训练的目标。

由于患者的阅读理解较差，所有不能把文字刺激作为输入刺激进行听理解训练。故此，我们应该选择实物的刺激以及动作作为输入刺激进行听理解训练的基础，即进行实物的听指训练。

训练实例

ig = 刮胡刀、米饭、眼镜 &iv = 刮胡刀 > om；

【即给予患者语音（verbal）及实物（goods）形式的刺激（input），嘱患者完成相应匹配功能（matching）的产出（outcome）。】

ig = 刮胡刀、铅笔、眼镜 &iv = 铅笔 > om；f，c = g 铅笔、v 铅；

【即患者无法成功完成既定任务（fail），则指向目标实物（goods）铅笔并给予词头语音提示（cue）。】

ig = 刮胡刀、铅笔、眼镜 &iv = 铅笔 > om；f，c = g 铅笔、v 铅；ov = 铅笔；ig = 刮胡刀、铅笔、眼镜 &iv = 铅笔 > om，d；

【即当患者在提示后可以说出铅笔，然后进行了匹配训练，且患者匹配成功。】

五、诊疗延伸

该患者的听理解得分较低，这似乎与较高的复述得分（70）冲突，其实则不然。在进行句子级别听理解检查的时候我们可以听到患者进行相对完好的复述，但是却无法完成相应的指令执行，这说明患者的复述是未通达语义的复述，长句复述的得分异常也佐证了这个结论。

专家点评

卒中后失语症为脑血管病变（如出血和梗死）造成的失语症，其中 Wernicke 失语症（感觉性失语）的特点是流利但毫无意义的语音输出和重复，所说的单词和句子都让人无法理解，这通常由颞上回后部缺血引起，属于左侧大脑中动脉下干供血区。本患者为典型的左侧大脑中动脉流域性梗死灶引起的 Wernicke 失语症患者，语言流畅，但语句莫名其妙且理解力差，AQ = 40.0 分，波士顿失语症严重程度分级 1 级。临床上我们对失语症的综合性评价体系主要包括：①确定言语障碍的诊断和类型；②评估残存交流能力和影响因素；③预测康复的进程及疗效；④确定康复目标、方案和步骤。国内常用的量表包括汉语标准语失语症检查法（CRRCAE）、汉语失语成套测验（ABC）、改良波士顿法（BDAE）、西方失语症测验汉化版（WAE）等。应用最广泛的失语康复方法为与言语治疗师一起开展行为学上的言语治疗，最常见的为患者与言语治疗师的一对一治疗，但也可进行群体治疗及联合患者家属参与的功能性治疗。除了直接强化训练薄弱区域（如提高口语输出），言语治疗师还将致力于在适当的时候利用尚保留的言语能力，提供补偿策略。

计算机辅助治疗在治疗语言障碍方面越来越受欢迎，并且提供了巨大的可能，其强调心理语言机制中模块化关系的特点，可反复训练、人机互动，解放治疗师。随着计算机通信技术的进步，相信未来计算机辅助治疗在失语症方面会有更多的应用。

点评专家：首都医科大学附属北京朝阳医院　袁俊亮

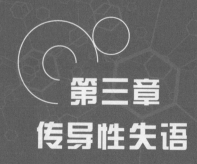

第三章
传导性失语

1 脑梗死致传导性失语

病历摘要

患者男性，46岁，主因"右肢无力伴言语不清6天"收入院。

患者入院6天前饮酒8两后入睡，6小时后睡起，家属诉患者走路不稳，行走向右侧偏斜，伴有言语不清，发音较快时咬字欠清，紧张或着急时加重，找词困难，句中有错语，可理解他人言语。无口角歪斜、流涎，无饮水呛咳、吞咽困难等，无头晕、恶心、呕吐、视物不清等。外院查头颅CT示左侧颞顶岛叶低密度，遂于发病 9 小时后转入我院就诊。急查头颅 CT 检查及多模 MRI 检查示左额顶岛叶梗死灶，未给予静脉溶栓或血管内治疗。给予阿司匹林、阿托伐他汀钙治疗。患者言语不清及右肢无力、言语不清症状较前明显好转。

【既往史、个人史及家族史】

高血压病史 5 年，血压最高 180/120mmHg，平素规律服药（具体不详），平素血压控制于 130/90mmHg 左右。吸烟 20 年，20 支/天，未戒。入院 1 天前出现过敏性皮疹，具体过敏药物不详。

【入院查体】

右上肢血压 153/81mmHg，左上肢血压 150/80mmHg，心律齐；双肺呼吸音清，未闻及干、湿啰音；腹软，无压痛、反跳痛；肝脾肋下未及。双下肢无水肿。前胸、腹部、双侧大腿内侧斑丘疹，直径 0.5cm 左右，色红，压之不褪色，平坦，有瘙痒，无脱屑。神清，传导性失语，高级皮层功能未见明显异常。双瞳等大，直径 4mm，对光反射灵敏，各方向眼动充分，未见眼震，右侧面部针刺觉稍减退，双侧额纹对称，双侧面纹对称，口角无偏斜，悬雍垂居中，双侧咽反射存在，伸舌居中。四肢肌力 5 级，四肢肌容积正常，肌张力适中，双侧腱反射对称减弱，右侧巴氏征、掌颌反射阳性，左侧巴氏征阴性。双侧指鼻试验、轮替试验、跟膝胫试验稳准，右侧肢体深浅感觉减退，颈软。双侧颈动脉及锁骨下动脉听诊区未闻及明显杂音。

【辅助检查】

凝血象：部分凝血活酶时间 38.5s，余正常。生化全套：甘油三酯 1.72mmol/L，高密度脂蛋白 0.85mmol/L，血清同型半胱氨酸 17.2μmol/L，余正常。血常规、尿常规、便常规、血沉、

BNP、糖化血红蛋白、乙肝五项、丙肝、艾滋、梅毒等未见异常。CYP2C19 基因型：＊1／＊1 型，正常代谢型。心磷脂抗体（－），5.529RU/ml。

头颅 CT 检查：左额颞岛叶梗死灶可能性大。

头颅 MRI 检查（图9）：左额颞顶岛叶皮层肿胀，呈长 T_1、T_2 信号影，邻近脑沟受压缩窄，中线结构居中。上述病变 DWI 呈高信号，ADC 低信号。SWI 左颞顶病变区不规则异常低信号影。MRA 检查：左侧大脑中动脉侧裂段血管稀疏；左侧大脑中动脉 M2 段血管纤细。

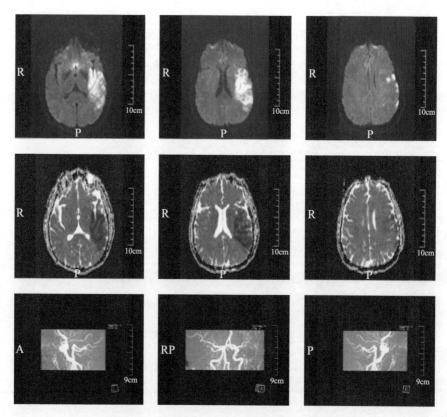

图9　头颅 MRI＋DWI＋MRA 检查

心脏评估：①超声心动图：室间隔基底段增厚，二尖瓣少量反流，左室流出道流速增快，左室舒张功能减低。②心电图：窦性心律，V1、V2导联呈 RSR（QR），右室传导阻滞，左室肥大伴复极异常。③心电 Holter：窦性心律，ST－T 改变。④经食道超声心动图示卵圆孔闭合，左心耳内未见明显异常回声，主动脉内膜不均匀增厚伴多发斑块形成，右心造影（－）。

血管评估：①颈动脉超声：双侧颈动脉内膜增厚伴左侧斑块形成，右侧锁骨下动脉起始处斑块形成。②主动脉弓超声：血流通畅，未见斑块。③TCD 检查：左侧大脑中动脉闭塞，微栓子监测及发泡试验阴性。④弓上 CTA 检查示右侧锁骨下动脉起始部局部斑块形成；双侧颈总动脉中远段不规则管壁增厚，局部斑块形成；右侧颈动脉分叉部局部斑块形成；左侧椎动脉起始部稍显迂曲；所见层面内双侧颈内动脉虹吸段及左侧椎动脉颅内段管壁轻度钙化。

下肢动脉、静脉超声：双侧下肢动脉斑块形成。双下肢深静脉血流未见明显异常。

汉密尔顿焦虑量表：5分。汉密尔顿抑郁量表：3分。无焦虑、抑郁。

【发病机制】

患者为中年男性，急性起病，以右侧肢体无力伴言语不清为主要表现，查体有局灶性神经缺损症状、体征，持续不缓解，发病后头颅 CT 检查可见局部低密度灶，头核磁可见相应部位 DWI 高信号、ADC 低信号，符合血管分布，故脑梗死诊断明确。患者有性别、高血压、吸烟等较多动脉粥样硬化危险因素，故病因考虑动脉粥样硬化性，动脉超声提示颅内外及下肢动脉多发斑块形成，支持动脉硬化的病因诊断。发病机制：患者病灶为流域性梗死，伴有皮层多发小梗死灶，为栓塞病灶，患者无房颤、PFO 等心源性栓塞的危险因素，左侧颈动脉斑块形成，故发病机制考虑动脉－动脉栓塞。

患者发病超过静脉及动脉治疗时间窗，未予溶栓治疗；根据动脉粥样硬化性脑梗死的二级预防，到院后立即启动抗栓治疗，但患者梗死面积较大，出血转化风险高，给予单抗治疗；患者无抗凝治疗指证，未给予抗凝治疗；根据降脂药物危险分层，属于高危层，给予他汀强化降脂；无吞咽困难，无需吞咽评估及康复；患者有失语，进行语言评估与康复。经治疗后患者病情好转出院。

【失语症量表检查】（表5）

表5 西部失语成套测验得分情况

	满分	得分
Ⅰ自发言语		
（1）信息量	10分	5分
（2）流畅度、语法能力和错语	10分	7分
Ⅱ听理解		
（1）是否问题	60分	49分
（2）听词辨认	60分	55分
（3）连续指令	80分	38分
Ⅲ复述	100分	56分
Ⅳ命名及找词		
（1）物体命名	60分	40分
（2）列举	20分	0分
（3）语句完成	10分	4分
（4）回答问题	10分	6分
AQ＝59.4分		

【诊断】

传导性失语症，波士顿失语严重程度：3级。

【失语症言语症状分析及康复方案】

一、言语症状

1. 听理解

该患者的听理解损伤相对较轻，单词级别的听理解成功率较高，而是否问答及句子级别的听理解损伤则比单词级别的微微严重一些。

该患者的 WAB 测试结果显示，其听理解的量表分值为 142 分（满分为 200 分），单词级别的听理解得分较高，为 55 分（满分为 60 分），而是否问答及指令完成的得分较低，为 49 分（满分为 60 分）和 38 分（满分为 80 分）。这三个分值的差异可以从某种意义上说明一些问题。

2. 口语表达

该患者口语表达的信息内容一般，但是其流畅性稍好。当给予单个的实物、图片等刺激材料的时候，其口语的产出均未出现异常，当给予较多组块的材料刺激时，患者则很容易出现异常。

WAB 检查中，患者可以正确回答出第一项大项的前三个问题，其余几个均未获得正确的口语输出。患者能够使用正常的语法描述情境画的内容，也会出现一些杂乱语，如"房子前面，这个，这个，这个有一棵树，还有，这什么玩意，汽车"。患者的呼名相对较好，得分为 40 分（满分为 60 分）；列举、语句完成及应答则较差。该患者相对明显的特征是复述得分不高，为 56 分（满分为 100 分），且主要是在短句和长句级别的复述上出现异常。

3. 阅读

该患者的阅读和朗读功能损伤没有复述损伤严重，在单词级别

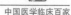
的阅读和朗读上均未出现异常，只是在短句、长句级别的阅读上出现异常。

WAB 检查中字物匹配、字图匹配、图字匹配、听字指字及单词级别的阅读均为满分，语句理解为 24 分（满分为 40 分），文字指令为 11 分（满分 20 分），字结构的辨别和叙述得分比较低，分别是 1 分（满分为 6 分）和 0 分（满分为 6 分）。

4. 书写

患者的书写功能损伤较为严重，右手能够合理书写的内容较少，左手可以完成自动书写姓名和部分的笔画、数字的听写，其抄写任务完成的也不好。

WAB 的自动书写得分为 2 分（满分为 6 分），笔画、数字听力为 6 分（满分为 7.5 分），抄写为 3.5 分（满分为 10 分）。

二、非言语输出症状

患者的非言语输出功能较好，左手几乎可以无障碍地完成，右手由于肢体功能障碍，导致分数较低。

WAB 的右手运用得分为 15 分（满分为 60 分），左手为 59 分（满分为 60 分）。

三、言语语言相关的部分认知功能

患者的视知觉损伤相对严重，计算、推理功能损伤较视知觉损伤相对轻。

WAB 测查中患者的绘画得分为 13 分（满分为 30 分），仅能够完成简单的二维图形任务，无法完成三维图形任务。在积木组合任务测试中，患者完成情况较差，仅仅可以用 2 分 49 秒完成第一个图形的组合，其余两个组合均无法完成。计算得分为 16 分（满分为 24 分），彩版瑞文推理得分为 19 分（满分为 37 分）。

四、治疗思路

该患者为相对典型的传导性失语症患者，AQ值为59.4，听理解损伤相对较少，复述损伤较为严重，波士顿失语症严重程度得分为3级。从WAB检查我们发现，其单词级别的听理解得分率为71%，而是否问答的得分率为82%，考虑到是否问答的答案为二选一，而单词听理解检查多为六选一的题目，可以发现当给予患者较多文字刺激的时候降低了其理解能力，这一点可以从执行指令来佐证，即当出现短句和长句的语音刺激时，患者的得分较差。类似的情况也出现在文字模态的视觉输入通路上，即患者对于单词级别的文字理解较好，但是对于短句和长句级别的文字理解则较差。这说明，患者在单词级别的语音输入、文字的理解方面相对较好，在短句、长句级别的语音输入、文字输入方面的理解才出现较为严重的问题，这有可能是由于复述中体现出的听觉记忆广度不够导致的，也有可能是由于句法障碍导致的，也就是说患者出现这种情况的原因大致有两种，即患者的听觉记忆广度异常所致，或者是患者的听觉和视觉记忆广度异常加上句法障碍所致。由此可见，目前对患者进行记忆广度的训练应该作为首要任务。

从量表中我们发现患者对于部分文字、数字的加工较好，所以我们可以给患者进行相应文字的语音材料，然后让患者在若干个词语里找出出现的刺激。如果患者可以顺利完成，我们可以进行复述、补笔训练，以提高其复述和书写能力。如果患者无法完成，我们可以给予相关的提示，再次播放音频刺激。在进行记忆广度训练的时候我们也可以结合其列举功能较差这一点来一起训练，即在一组图片中挑出与给定词语属性相关的图片，如果患者可以完成，则可以进行回忆性叙述训练，或者让患者补笔，这样可以提高其口语表达的信息内容及文字书写功能。如果患者无法

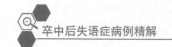
完成，我们则提供相应的场景描述并提供相关的记忆线索来训练。

训练实例：

（1）ip = 黄瓜、西红柿、汽车、飞机、尺子、铅笔 &v = 黄瓜、汽车、铅笔 > om；

【即给予患者六张实物的图片（photo）及三个实物的语音（verbal）输入刺激（input），然后让患者指出出现的语音输入刺激对应的图片。】

ip = 黄瓜、西红柿、汽车、飞机、尺子、铅笔 &v = 黄瓜、汽车、铅笔 > om；d，> ow；

【即患者正确完成后，进入补笔书写任务（writing）。】

ip = 黄瓜、西红柿、汽车、飞机、尺子、铅笔 &v = 黄瓜、汽车、铅笔 > om；d，> or；

【即患者正确完成后，进入复述任务（repeat）。】

（2）ip = 黄瓜、西红柿、汽车、飞机、尺子、铅笔 &v = 黄瓜、汽车、铅笔 > om；

【即给予患者六张实物的图片（photo）及三个实物的语音（verbal）输入刺激（input），然后让患者指出出现的语音输入刺激对应的图片。】

ip = 黄瓜、西红柿、汽车、飞机、尺子、铅笔 &v = 黄瓜、汽车、铅笔 > om，f；

【即患者仅仅指出铅笔和汽车的图片，而遗漏了其他的图片。】

ip = 黄瓜、西红柿、汽车、飞机、尺子、铅笔 &v = 黄瓜、汽车、铅笔 > om，f，c = v 一种蔬菜，> om；

【即用语音"一种蔬菜"来提示患者选出相应的词语。】

（3）ip = 汽车 &ip = 轮船、飞机、茶杯、电脑、米饭 > om；

【即给患者汽车的图片及其他几张图片，然后让患者匹配出与之有关系的图片。】

ip = 汽车 &ip = 轮船、飞机、茶杯、电脑、米饭 > om，d，> or；

【即患者正确匹配后，让患者尝试复述。】

ip = 汽车 &ip = 轮船、飞机、茶杯、电脑、米饭 > om，f，c = v "天上飞的"；

【即患者只找出来轮船这个图片，但是没有找出飞机这个图片，则给予"天上飞的"语音提示。】

五、诊疗延伸

目前很多的研究在尝试弱化经典的八种类型分类标准，这是因为很多时候患者的影像学表现和临床表现不一致，比如基底节区损伤可以导致运动性失语症也可能导致命名性失语症。传导性失语症也不例外，有些书籍认为是通路间的连接部分或者完全中断所致，但是如果从心理语言学来说，单纯的听觉记忆广度异常也可能出现这个情况。所以，在临床诊疗的时候还需要把信息加工的因素考虑进去。当我们发现如果患者的言语语言异常是由于记忆广度受限导致，那么在训练的时候可以增加非言语的记忆广度训练及工作记忆的训练，不管是听觉通路还是视觉通路的记忆广度训练都会提高患者的言语语言功能。

专家点评

传导性失语（conduction aphasia，CA）也称中央型失语。Benson报道传导性失语在临床所有失语症中约占10%。其特点为：（1）自发谈话：流利型口语，大多可达意，但存在很多错语，尤其是音位性错语，说话不费力，可稍表达出某些正确含义的句子。

（2）听理解：有障碍，但不很严重，对有语法结构的词句理解较困难，难以执行复杂指令。

（3）复述：复述障碍比自发谈话和听理解困难，多以错语代替，患者能听懂要求复述的内容，却不能将其准确复述出来，这也是对CA患者而言最有诊断意义的。

（4）命名：常以错语命名，存在音位错语命名，可接受语音选词提示，但仍以错语反应。选词性命名不能。

（5）阅读理解：阅读能力较差，伴有音位性错语或词义性错语。

（6）书写：书写能力中抄写正常，听写和自发性书写常出现构字障碍，且存在写句困难。本患者为典型的由于左额颞岛叶梗死引起的传导性失语患者，AQ = 59.4分。治疗上，语言 – 言语治疗被一致认为是失语症的主要疗法之一，近年来的非侵入性脑刺激技术、药物治疗、计算机认知语言治疗技术等方法将为失语症患者的优化诊疗带来了希望。

点评专家：首都医科大学附属北京朝阳医院神经内科　袁俊亮

2 脑梗死致传导性失语

病历摘要

患者男性，62 岁，主因"突发言语不利、反应迟钝 4 天"以"脑血管病"收入院。

【现病史】

患者入院前 4 天在体力活动中出现言语不利、反应迟钝，表现为可以清晰说出短语和句子，但语言混乱，时有答非所问，不能准确说出周围事物或家属的名字，四肢活动正常，无眩晕及视物成双，症状持续，不能完全回忆发病时情况，后就诊于我院门诊，测血压 183/99mmHg，头 MRI 检查提示多发脑梗死，应用阿司匹林、阿托伐他汀钙等治疗后病情无缓解。

【既往史、个人史及家族史】

吸烟 40 余年，平均 40 支/日，未戒烟，饮酒 40 余年，平均 1 斤/日，未戒酒。其母亲 72 岁患脑梗死，表现为偏瘫。否认高血压、糖尿病病史，否认药物及食物过敏史。

【入院查体】

右侧上肢血压 140/70mmHg，左侧上肢血压 145/80mmHg，双肺呼吸音清，未闻及干、湿啰音。心率 60 次/分，律齐，各瓣膜听诊区未闻及杂音，无心包摩擦音。腹平坦，腹部柔软，无压痛，肠鸣音正常，4 次/分。双下肢无浮肿。神经系统查体：意识清，传导性失语/失语，查体欠合作。记忆力、计算力减退，失读，失写，手指失认，左右辨别不能，双眼右侧视野缺损。双侧瞳孔等大等圆，直径2.5mm，对光反射灵敏，无眼震，眼球运动正常。面部针刺觉正常，张口正常，双侧额纹对称，示齿对称。粗测听力正常，Weber Test：正中，Rinne Test：双侧气导＞骨导。悬雍垂居中，双侧咽反射正常，转项及耸肩运动正常，伸舌居中。右利手，四肢肌张力及肌容积正常，四肢肌力5级。双侧肢体深浅感觉正常，双侧肢体腱反射正常，病理征阴性。颈无抵抗，脑膜刺激征阴性。共济运动等检查不合作。

【辅助检查】

头颅 MRI 检查（图10）：左侧颞顶叶缺血梗死灶，脑内多发腔隙灶，脑内多发缺血性脱髓鞘改变。头 MRA 检查：右侧椎动脉颅内段未显示，双侧颈内动脉虹吸部粗细不均。

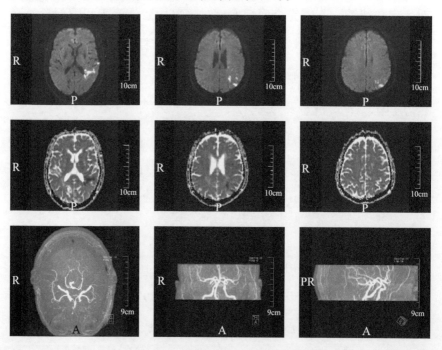

图10　头颅 MRI＋MRA 检查

化验：①血脂：甘油三酯0.82mmol/L、总胆固醇3.83mmol/L、高密度脂蛋白1mmol/L、低密度脂蛋白2.38mmol/L、载脂蛋白A 11.25g/L、载脂蛋白B 0.66g/L；②血清同型半胱氨酸40.8μmol/L↑；③肝肾功能、凝血、抗链球菌溶血素"O"试验、类风湿因子、C反应蛋白、蛋白电泳、血沉、尿常规、传染病筛查等正常；④抗中性粒细胞胞浆抗体谱（−）；心磷脂抗体（−），2.50RU/ml。

血管评估：①弓上CTA：符合弓上大血管多发动脉粥样硬化改变。②TCD提示：左侧颈内动脉末端狭窄；双侧大脑后动脉狭窄；右侧椎动脉血流速度减慢。③颈部血管超声：双侧颈动脉多发斑块形成，右侧椎动脉频谱异常，考虑远端病变？右锁骨下动脉斑块形成；④双下肢动脉彩超：双侧下肢动脉多发斑块形成。双下肢静脉彩超：双侧下肢深静脉血流通畅。⑤主动脉弓彩超：升主动脉、主动脉弓斑块形成，未见不稳定斑块。

心脏评估：①超声心动图：目前心脏结构、功能未见明显异常；②动态心电图：窦性心动过缓，偶发房性期前收缩，阵发房性心动过速，ST段改变；③微栓子监测及增强试验阴性。

【病因及发病机制分析】

患者为中老年男性，急性起病，有局灶性神经功能受损的症状和体征，症状持续超过24小时。头颅MRI检查可见左侧颞顶叶新发梗死灶，故脑梗死诊断明确。患者存在年龄、性别、高血压、高同型半胱氨酸血症、吸烟等动脉粥样硬化性危险因素，且血管评估提示颅内外动脉等多发斑块形成等动脉粥样硬化的证据，心脏节律及结构筛查未发现心源性栓塞证据，免疫化验均正常，故病因考虑为大动脉粥样硬化性；患者颅内新发梗死灶位于皮层、皮层下，故发病机制考虑为动脉-动脉栓塞。

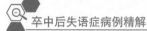

【诊疗经过】

患者发病已经 4 天，超过溶栓治疗的时间窗，未给予溶栓治疗；本次发病机制考虑动脉－动脉栓塞，入院后给予阿司匹林、氯吡格雷双联抗血小板聚集，他汀强化降脂、稳定斑块及其他对症支持治疗；对患者及家属进行卒中宣教，完善语言测评及语言功能康复训练，后患者语言功能恢复，病情平稳出院。

【失语症量表检查】(表6)

表6　西部失语成套测验得分情况

	满分	得分
Ⅰ自发言语		
（1）信息量	10 分	9 分
（2）流畅度、语法能力和错语	10 分	8 分
Ⅱ听理解		
（1）是否问题	60 分	57 分
（2）听词辨认	60 分	53 分
（3）连续指令	80 分	40 分
Ⅲ复述	100 分	62 分
Ⅳ命名及找词		
（1）物体命名	60 分	34 分
（2）列举	20 分	5 分
（3）语句完成	10 分	6 分
（4）回答问题	10 分	4 分
AQ =71. 2 分		

【诊断】

传导性失语症，波士顿失语症严重程度分级：3 级。

【失语症言语症状分析及康复方案。】

一、言语症状

1. 听理解

该患者听理解损伤相对较轻，是否题与单词听指的成功率均较高，只是执行指令部分成功率较低。

WAB测查结果显示，听理解的量表总体得分为150分（满分为200分），是否题与单词听指题目得分均较高，前者的量表分为57分（满分为60分），后者的量表分为53分（满分为60分）。是否问答中表现为常识题多次提示后才可以正确作答，单词听指题多为身体左右部位听指错误。故此，可以判断该患者的单词级别听理解功能受损十分有限，常识理解表现出的问题可能更多的是由于记忆加工容量有限导致。听理解中第三小项执行指令得分较低，仅为40分（满分为80分），且多为长句的指令异常。运用测评中显示不管是文字指令还是听觉指令，甚至是模仿，患者的得分均不高，左手27分（满分为60分），右手25分（满分为60分）。

2. 口语表达

患者的自发语相对较好，但是复述功能及命名相对较差。

WAB测查结果显示不管是信息内容还是流畅性得分均不低，信息内容得分为9分（满分为10分），流畅性得分为8分（满分为10分）。然而，患者的复述得分仅为62分（满分为100分），命名总分仅为49分（满分为100分），尤其是列举亚项得分仅仅为5分（满分为20分）。

3. 阅读

患者的阅读功能受损严重。

WAB 测查显示阅读得分仅为 26 分（满分为 100 分），仅仅表现为单词级别的阅读相对较好，即字物匹配、字图匹配得分均为 4 分（满分为 6 分），其余的得分均较低。

4. 书写

患者的书写功能损伤较为严重。

WAB 测查结果显示该患者的自发书写仅可写出自己的姓名，其余几项得分均较低。

二、非言语输出症状

患者的非言语输出功能损伤较为严重。

WAB 测查运用内容的时候，我们会给予视觉和听觉两个通路的刺激，且还嘱咐患者进行模仿，但是得分均不高，故此，该患者运用得分及并不能很好的用于鉴别其指令执行得分较低是由听觉输入较低导致，还是由执行功能异常导致。所以我们建议，针对于此类型患者需要进行非语言相关的认知功能评估，根据非语言相关的认知功能评估结果，结合 WAB 结果才可以更好地评判。

三、言语语言相关的部分认知功能

患者的言语语言相关部分功能结果待查。

WAB 测查结果显示其绘画得分较低，积木组合得分较低，均明显低于 50%，但是彩版瑞文推理得分为 14 分（满分为 37 分）。

四、诊疗思路

该患者为典型的传导性失语症患者，其自发语和听理解相对较好，但是尚不能根据运用、视觉输入等途径判断具体的损伤模块。故此，需要行非言语功能认知检查及采用心理语言学检查来判定其问题点，然后方可进行有针对性的诊疗。

专家点评

早在 1874 年，Wernicke 就提出了 Wernicke 失语和 Broca 失语两种类型的失语，认为其解剖部位是分离的，一个在左侧半球颞上回后部，另一个在左侧半球额下回后部，他推测这两个语言中枢之间必然存在着某种联系，如果损害了这一联系结构，将会导致另外一种类型的失语。很快，Wernicke 的设想就得到了证实，1885 年，Lichteim 首先报道了 1 例有复述障碍的传导性失语患者，并对其临床表现和病例解剖特征进行了详细的描述。传导性失语以流利性口语，相对较好的听理解及严重受损的复述能力为特征，患者复述不成比例受损，患者能听懂的词和句却不能正确复述，同时伴有语音错误及命名障碍。神经系统检查常无阳性体征，但偏身感觉障碍及轻偏瘫亦可见，也可见同向性偏盲和象限盲。关于传导性失语的解剖损伤部位，文献报道常见的有两个。一个是左侧半球的缘上回和弓状纤维。另一个在左侧半球与听皮层相邻的岛叶及深部的白质。

其发生机制有四种常见学说，其中最常见的一种学说是联系中断学说，该学说认为，传导性失语是离断综合征的典型实例，Wernicke 认为是弓状纤维的破坏所引起，该联络纤维束的破坏导致两个主要语言中枢，即 Wernicke's 区和 Broca's 区的功能分离。而作为其后果的传导性失语症，由于后部语言区的辅助，其理解力相对完整。由于其前部语言区的幸免，其语言输出流畅。另外，还有其他几种学说也用来解释传导性失语症。第一是内部语言学说。有学者认为传导性失语不是两个中枢的相互分离，而是损害了内部语言功能区的结果。该学者将内部语言功能区定位在岛叶，认为局限于岛叶的损害可以产生传导性失语。第二是双通道学说。有学者认为，传导性失语复述困难是词的听觉信息和运动信息之间的通路障碍。第三是皮质重叠学说，该学说认为，听语言皮层和语言运动皮层是相互重叠的整体。语言接受和产生语言的神经细胞集中部位的不同，损害部位的不同，决定了传导性失语的临床表现。第四是词语的短时记忆障碍学说。该理论认为，传导性失语的复述障碍是由患者短时记忆障碍所致，而非真正的语言功能异常。

该患者头颅 MRI 检查显示左侧颞顶叶新发梗死灶，患者复述能力显著下降，伴有听理解功能，特别是语言的相继指令功能障碍，有比较严重的命名功能障碍，支持传导性失语的诊断。该病例为我们展示了语言功能障碍治疗的方案设计理念，为临床上传导性失语的康复治疗提供了极佳的案例。

点评专家：北京大学第一医院　孙永安

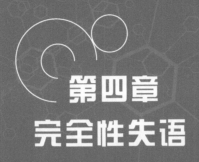

第四章
完全性失语

1 脑梗死致完全性失语

🗒 病历摘要

患者男性，57岁。突发右肢无力、言语不能10月余。

【现病史】

患者10月余前早晨上班路上突发右肢无力，摔倒在地，右侧肢体完全不能活动，伴口角左歪，言语不能，可部分理解他人话语，无意识丧失、四肢抽搐、二便失禁等，头颅CT检查提示"脑梗死"，具体治疗不详。现精神状态较前好转，肢体无力及言语状况较前无明显变化，无饮水呛咳，视物成双等。

【既往史、个人史及家族史】

高血压病 5 年，血压最高 190/100mmHg，规律口服拜新同 30mg qd，血压控制在 140/80mmHg 左右；左眼青光眼病史 5 年，滴眼药水治疗（具体不详）。吸烟 20 余年，4～5 支/天，未戒。家族中无类似疾病者。

【入院查体】

右侧血压 130/76mmHg，左侧血压 125/76mmHg，心率 72 次/分。内科查体未见异常。神经系统查体：神清，右利手，完全性失语。左侧瞳孔直径 3mm，右侧瞳孔直径 2mm，对光反射灵敏，眼球各向运动充分，未见眼震。右侧面部针刺觉较左侧减弱，右侧中枢性面瘫，伸舌不合作。余颅神经查体未见异常。四肢肌容积正常，右侧肢体肌力 0 级，左侧肢体肌力 5 级，右上肢肌张力增高，右下肢及左侧肢体肌张力正常，右侧肢体腱反射亢进，针刺觉及音叉振动觉减退。右侧 Hoffmann 征、Rossolimo 征、巴氏征阳性。颈软，脑膜刺激征阴性。双侧颈部血管听诊区未闻及杂音。

【辅助检查】

头颅 MRI 检查（图 11）：左侧半球大面积脑梗死（急性期），脑内多发缺血性脑白质病变，鼻窦黏膜增厚。左侧尾状核头异常信号（出血转化？含铁血黄素沉着？）

MRA 检查（图 12）：左颈内动脉闭塞；右椎动脉颅内段纤细，左大脑后动脉 P2 段形态欠规则，右大脑后动脉 P1、P2 交界处狭窄。

颈部血管超声：双侧颈动脉内 - 中膜增厚伴斑块形成；左侧颈内动脉血流频谱异常，考虑远段病变。

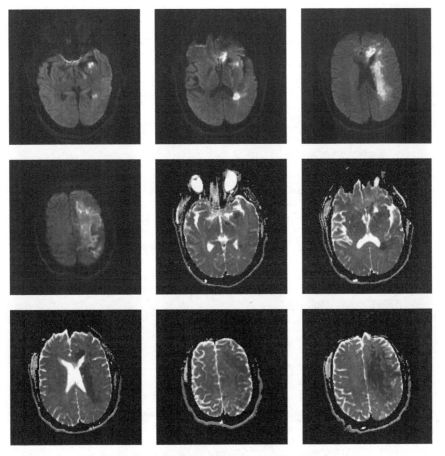

图 11 头颅磁共振 ADC 及 DWI 序列

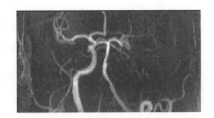

图 12 头颅磁共振 MRA 序列

TCD 检查：左侧颈内动脉闭塞（左侧后交通动脉开放）；左侧椎动脉起始狭窄，左侧大脑后动脉狭窄。微栓子监测及增强试验均阴性。

动态心电图：窦性心律；偶发室性期前收缩，形态两种；偶发

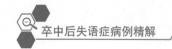

房性期前收缩。

动态血压监测：24 小时平均血压 127/83mmHg，白天均值 126/82mmHg，夜间均值 131/89mmHg。

胸部 CT 平扫：两下肺透过度减低，考虑坠积效应所致；左侧胸膜稍增厚；纵隔内多发小淋巴结，部分稍大；甲状腺右叶小实性结节；食管壁局部增厚，不除外收缩所致。

泌尿系超声：前列腺增生伴多发钙化斑形成。

血常规（2017 - 4 - 27）：白细胞绝对值 $11.7 \times 10^9/L$、中性粒细胞绝对值 $9.13 \times 10^9/L$、淋巴细胞群相对值 13.5%、中性粒细胞相对值 78.01%、血小板绝对值 $319 \times 10^9/L$、血小板分布宽度 10.6fl。

B 型钠酸肽 10pg/ml。

降钙素原（急诊） < 0.1ng/ml。

血沉：75mm/60min。

传染九项（2017 - 4 - 27）阴性。

凝血：纤维蛋白原 6.72g/L 升高，D - 二聚体定量 $0.7\mu g/ml$。

生化（2017 - 4 - 27）：白蛋白/球蛋白 1.36mmol/L、二氧化碳结合力 32.6mmol/L、高密度脂蛋白 0.85mmol/L、载脂蛋白 A 10.74g/L、钙 2.16mmol/L、磷 1.46mmol/L、超敏 C 反应蛋白 13.3mg/L。

糖化血红蛋白（2017 - 4 - 27）：5.7%。

便常规（2017 - 4 - 27）：正常，便潜血阴性。

尿常规（2017 - 4 - 27）：尿隐血 3 +，200cel/μl；尿白细胞 2 +，125cel/μl。

CYP2C19 基因型（2017 - 4 - 27）：*2/*2（检出，慢代谢型）；MTHFR 基因型：检出，酶活性中等，叶酸转化能力中等。

咽拭子培养：口咽部正常菌群。

心磷脂抗体（－），0.713RU/ml。

血培养（双瓶需氧）（2017－4－27）：培养 5 天后，无细菌生长。

尿常规复查（2017－5－7）：尿白细胞阴性。

肿瘤标志物（2017－5－7）：总前列腺特异抗原 5.37ng/ml、神经元特异性烯醇化酶 27.19ng/ml。

血常规（2017－5－14）：白细胞绝对值 8.89×10^9/L、淋巴细胞群相对值 14.2%、中性粒细胞相对值 82.6%、血小板绝对值 308×10^9/L、血小板分布宽度 11.2fl。

生化（2017－5－14）：丙氨酸氨基转移酶 86U/L、葡萄糖 7.35mmol/L、白蛋白 31.5g/L、球蛋白 33.5g/L、白蛋白/球蛋白＝0.9。

下肢动脉超声：双侧下肢动脉斑块形成。

下肢静脉超声：双侧下肢深静脉血流通畅。

胸片：两下肺纹理稍重；主动脉结增宽；纵隔增宽。

超声心动图：左室舒张功能减低。主动脉弓超声：升主动脉、主动脉弓血流通畅。

【发病机制】

患者急性起病，表现为偏瘫、失语等神经系统局灶性损害症状及体征，症状持续不缓解，结合头颅 MRI 检查，脑梗死诊断明确。该患者为中年男性，急性起病，有男性、高血压、吸烟等动脉粥样硬化危险因素，否认心脏疾病史，入院后完善凝血功能、免疫及心脏筛查，未见明显异常，颅内外血管检查血管符合动脉粥样硬化改变，故病因考虑为动脉粥样硬化性，梗死灶较为分散，位于同侧大脑半球，左侧颈内动脉闭塞，故发病机制考虑动脉－动脉栓塞及低灌注－栓子清除率下降混合机制。

【诊疗经过】

患者发病 9 天，超过静脉溶栓时间窗，未予溶栓治疗；目前发病机制考虑动脉 – 动脉栓塞，给予阿司匹林 + 氯吡格雷双联抗血小板、阿托伐他汀钙片强化降脂等二级预防；认知、语言及肢体功能评价后行相应康复治疗，症状逐渐好转，转至二级医院继续康复治疗。

【失语症量表检查】（表 7）

表 7　西部失语成套测验得分情况

	满分	得分
Ⅰ自发言语		
（1）信息量	10 分	2 分
（2）流畅度、语法能力和错语	10 分	1 分
Ⅱ听理解		
（1）是否问题	60 分	20 分
（2）听词辨认	60 分	17 分
（3）连续指令	80 分	4 分
Ⅲ复述	100 分	4 分
Ⅳ命名及找词		
（1）物体命名	60 分	0 分
（2）列举	20 分	0 分
（3）语句完成	10 分	0 分
（4）回答问题	10 分	0 分
AQ = 10.9 分		

【诊断】

完全性失语症，波士顿失语症严重程度分级：0 级。

【失语症言语症状分析及康复方案】

一、言语症状

1. 听理解

该患者 WAB 的听理解量表分值为 41（41/200），其中是否问答得分为 20（20/60），单词级别的听理解得分为 17（17/60），短语和句子级别的听理解得分为 4（4/80）。

患者的整体听理解功能处于重度损伤水平，仅保留了一部分单词级别的听理解功能，短语及句子级别的听理解功能严重受损，评价时对自己日常熟悉的问题能部分正答。

2. 口语输出

自发语方面，该患者口语表达的信息内容差（2/10），仅能回答出姓名信息，表现为简短、刻板的言语表达，偶尔使用语气的加重试图表达语义（1/10）。无论是听觉语音材料的输入，或是给予视觉材料的刺激，自发语的输出都很差（3/20）。该患者偶尔可以根据检查者口型完成单词中部分字的复述，多数复述表现为简短、刻板的表达，整体复述功能差（4/100）。命名检查中物品命名、列举、语句完成、应答等小项均不能完成，总体得 0 分（0/100）。

综合来看，该患者的口语输出功能差，评价时多为简短、刻板的无意义表达，熟悉材料如姓名，多次尝试后可以作答。

3. 阅读

该患者的阅读功能受损（35/100），但对于语言其他功能相对保留较好。其中语句理解得 16 分（16/40），文字指令得 5 分（5/20），字物匹配及字图匹配别得 4 分（4/6），图字匹配得 2 分（2/6），听字指字得 2 分（2/4），笔画辨别均为 2 分（2/6），其余

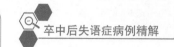

小项不能正确完成记 0 分。

患者可以部分完成简单的语句阅读任务，复杂长句的阅读理解不佳。单词级别的文字指令偶尔可以完成。对于需要语音输入完成的听字指字、字结构听辩完成差，需要口语输出的叙述字结构不能完成。总体来说阅读项的得分率高于其他语言评价项。

4. 书写

患者为右利手，病后由于右侧肢体功能限制，左手执笔给患者的书写带来了障碍，书写评价尚未进行。

二、非言语输出症状

患者的非言语输出功能较好（41/60），可以准确完成肢体动作的模仿，评价中偶见患者完成指令下的动作运用，因此可以大致排除失用的情况，但由于对动作指令的听理解障碍限制，此项中仍有扣分。

三、言语语言相关的部分认知功能

WAB 测查中患者由于右侧肢体功能受限，左手执笔书写、绘画不灵活，未进行绘画项检查；积木的拼搭完成欠佳，得 2 分（2/9）；计算功能受损，得分为 18（18/24）；非言语语言相关的逻辑推理功能保留尚可，彩版瑞文推理得分为 33（33/37）。

患者的空间旋转能力、计算、逻辑推理功能都有不同程度的受损，现存相关认知功能总体优于语言功能。

四、治疗思路

该患者为完全性失语症患者，AQ 值为 10.9。波士顿失语症严重程度分级为 0 级。其听理解、口语输出、阅读和书写方面均有严重受损，残存的语言功能较少。我们介入治疗时该例完全性失语症患者已经发病 10 月余，语言功能的自然恢复呈现平台期，对于该例患者我们的治疗原则是增强其交流实用性。

从 WAB 评价来看患者的语言输入功能虽受损，但是有部分保留（听理解得分率 20.5%，阅读得分率 35%），这对恢复有效的日常交流是有益的。通过细致分析评价不难发现，患者现阶段可以听辨和理解部分单词级别的语音输入。训练可以从单词级别的听理解入手，首先提高患者单词级别对听输入准确性，此级别对听输入准确性提高后（高于 80%），可以开始训练短语的听理解。根据增强其交流实用性的治疗原则，训练材料的选择要贴近患者日常生活，需要 SLP 与家属充分沟通患者日后的生活环境需要，将训练素材分类、分级训练。此外，在单词级别的听理解训练中，勿忘设计动词的训练，为患者训练日常短语听理解做准备。评价中也可以看到该患者的文字刺激输入优于语音输入，因此文字可以作为训练听理解的助力加入训练，但在患者听理解有功能残存并可以运用到实际交流的情况下，不作为单独训练重点。

对于患者的语言输出，患者自发病 10 个月以来，形成的有意义的口语输出仅是名字，其余的口语输出为简单、刻板的无意义言语。训练时，可以适当找寻患者通过口语输出的有意义言语。如果口语输出的训练受阻，我们需要将语言输出从口语转向文字或者肢体语言。评价中暂时没有对文字书写进行检查，但是患者的肢体动作运用保留较好。我们可以将训练的注意力转移到通过简单的日常动作来完成有效的交流。

训练实例：

（1）iv&g = 牙刷 > om；

【即给予患者语音（verbal）及实物（goods）形式的刺激（input），嘱患者完成相应匹配功能（matching）的产出

（outcome）。】

iv&g = 牙刷 > om，f，c = 牙刷 w；

【即患者无法成功完成既定任务（fail），则给予文字（writing）提示（cue）。】

（2）iv = 喝水 > oa；

【即给予患者语音（verbal）形式的刺激（input），嘱患者完成相应行为动作（action）的产出（outcome）。】

iv = 喝水 > oa，f，c = 喝水 w；

【即患者无法成功完成既定任务（fail），则给予文字（writing）提示（cue）。】

五、诊疗延伸

除以上治疗思路外，还要说明的是该患者是重度失语症，"重度"体现在语言功能受损严重，表明了失语症的严重程度，不能笼统的等于完全性失语症，此外该例患者的治疗方向考虑到了患者的病程和残存功能。需要强调的是，病程时间不是衡量预后的绝对标准，我们在接诊患者时需要根据患者实际情况和 SLP 治疗经验综合判断患者语言功能的预后。尽可能多的激发出患者的实用交流能力；但这也不能一味地认为康复技术能扭转一切障碍，要学会在适当的时候转移训练侧重，并借助代偿手段以达到实用性。

对于该例患者是否需要使用交流板值得探讨。根据患者残存功能，如果患者对日常生活中的单词听理解准确性能达到80%，能通过简单动作表达日常所需，那么基于 BADL（基础日常生活活动能力）的交流板可以免去。通过听输入和肢体表达，比携带并使用交流板相对要快捷并节能。

针对该例患者，我们还需要完善书写及听记广度的检查。患者具备基础的交流能力后，通过书写表达更多更深层次的需求，是我们训练时要预想到的。另外再次强调听记广度，在治疗思路中我们希望患者的听理解能达到短语水平。从单词水平的听理解拓展到短语水平的听理解将大大提升患者交流的范围，因此失语症患者是否有足够的听记广度单位去处理短语级别的语言任务，需要 SLP 进行判断，从而制定更系统的语言及相关认知治疗方案。

专家点评

完全性失语症是所有失语类型中最严重的一种。常见于优势半球大脑中动脉供血区大面积梗死患者，典型完全性失语患者的听理解、言语表达、命名、复述、阅读和书写均严重受累，既听不懂别人的讲话，也不能说出有意义的话语，常以刻板词"不是不是"或刻板音"啊啊"等进行表达和交流。

在临床工作中，需要将"完全性失语"的患者与情绪严重抑郁导致"不愿意说"的患者进行鉴别。抑郁患者的主动交流态度差，不回答问题也不遵嘱执行指令，甚至没有任何说话的愿望，常被误认为是既不会说也听不懂的完全性失语。鉴别时，要详细询问病后是否有情绪低落、哭泣等情感抑郁病史，检查时需要评估患者的交流态度好不好，还应结合头颅影像学检查，观察是否外侧裂周的额颞叶皮质均受损，能否用损伤的脑区解释患者的失语症状。

完全性失语患者往往康复效果不佳，预后较差。在言语康复训练中，一方面尽可能利用和诱发残存的言语功能，另一方面可使用代偿的交流方法，如交流板或交流手册，将日常生活活动通过常用的字、图片或照片表示出来，患者通过指出交流板上或交流手册中

笔记

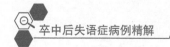

的字或图片来表明自己的意图,以缓解患者不能交流时的急躁情绪,并减轻家庭的介助量。

目前,一些神经调控技术如重复经颅磁刺激、经颅直流电刺激等也成为失语症康复的有效手段,可作为言语康复训练的补充手段。

点评专家:中国康复研究中心 宋鲁平

2 脑梗死致完全性失语

病历摘要

患者女性，71岁，急性起病，进展性病程。突发言语不利伴右侧肢体无力5天。

【现病史】

5天前家属发现患者出现轻度言语不清，未予重视。当日下午出现言语不利，主要表现为吐字不清，表达无意义，能部分理解简短语句，但复杂语句不能理解。同时出现右侧肢体无力，诉上肢能抬举，下肢能行走。头颅CT检查示脑内多发缺血梗死灶。次日出现肢体力量减弱，右上肢不能移动，右下肢抬举费力。患者家属诉发病前2日存在饮水呛咳，现好转。有可疑心慌、眩晕等症状。

【既往史、个人史及家族史】

阵发性心房颤动3~4年,未服药。糖尿病病史10余年,高血压40余年。青霉素过敏史。否认吸烟、饮酒。否认类似疾病家族史。

【入院查体】

血压右侧176/102mmHg，左侧192/84mmHg。双侧动脉搏动有力。双肺呼吸音清，未闻及明显干、湿性啰音，心率78次/分，律齐，各瓣膜听诊区未闻及杂音。神经科查体：神清，完全性失语及构音障碍，双侧瞳孔等大等圆，直径3mm，对光反射均灵敏，眼动充分，未及眼震。双侧额面纹基本对称，示齿居中，伸舌右偏，悬雍垂居中，咽反射存在，双侧转颈有力，右侧耸肩无力。四肢肌容积正常，肌张力正常，右上肢肌力0级，右下肢肌力2⁺级，左侧肢体肌力5级，四肢腱反射正常。感觉及共济查体不合作。右侧巴氏征阳性。颈软，无抵抗。双侧颈部血管听诊区未闻及杂音。

【言语语言病理学查体】

患者口语表达及理解均差，以表达更重，言语流畅度差，可理解部分指导语，借助手势、点头、摇头完成简单的是否问答。无法配合完成命名，书写及阅读检查配合度差。

【辅助检查】

头颅 MRI 检查（图13）：左侧额顶叶、脑岛亚急性期缺血梗死灶，脑内多发斑块样缺血梗死灶、软化灶及脱髓鞘改变，老年性脑改变，鼻窦炎。

MRA 检查（图14）：双侧颈内动脉虹吸段管壁不光滑；左侧大脑中动脉分叉后段；多发节段性管腔略细；右侧大脑中动脉起始部局部未见显示，严重狭窄？基底动脉粗细欠均，末端略增粗；左侧大脑后动脉多发节段性管腔略窄。

弓上 CTA 检查：弓上多发动脉管壁斑块形成及多发狭窄：动脉粥样硬化改变；左侧颈内动脉海绵窦段小突起：斑块溃疡？动脉瘤？

颈部血管超声：双侧颈动脉多发斑块形成，右侧锁骨下动脉起始处斑块形成。

24 小时动态心电图:窦性心律,房性期前收缩,阵发房性心动过速。

CYP2C19 基因型：*1／*2(636GG,681GA)（＋）。

心脏超声：室间隔基底段增厚，二尖瓣少量反流，左室流出道流速偏快，左室舒张功能减低。

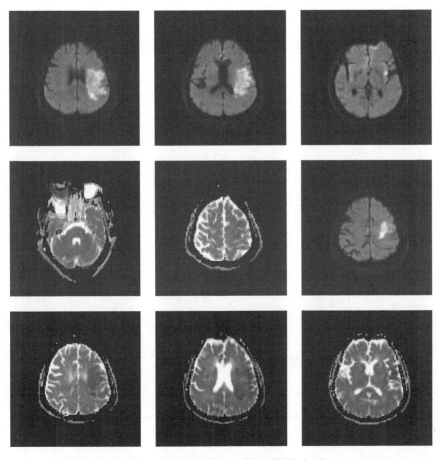

图 13　头颅磁共振 ADC 及 DWI 序列

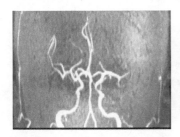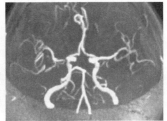

图 14　头颅磁共振 MRA 序列

　　双下肢动脉超声：双侧下肢动脉硬化伴多发斑块形成，双侧胫前动脉闭塞，双侧胫后动脉局部狭窄。

　　双下肢、上肢静脉超声：未见明显异常。

　　D-二聚体、心磷脂抗体、肿瘤标志物、凝血象、血沉、感染

笔记

7 项、蛋白电泳、便常规未见明显异常。

生化全项：球蛋白 30.9g/L、白蛋白/球蛋白 = 1.4、总胆红素 19.4μmol/L、间接胆红素 13.7μmol/L、葡萄糖 9.69mmol/L、二氧化碳结合力 18mmol/L、甘油三酯 1.9mmol/L。

尿常规：尿胆原（ +- ）3.3μmol/L、尿白细胞（ +- ）15cel/μl、白细胞 37/μl、上皮细胞 65.5/μl、管型 4.92/μl、细菌 916.6/μl、病理管型 2.46/ml。

【发病机制】

患者为老年女性，急性病程，有明显神经系统局部受损体征，结合头颅 MRI 检查，脑梗死诊断明确。患者有阵发性房颤，发病时有可疑心慌病史，进展性病程，故需考虑栓子掉落，致左侧颈内血管渐闭可能。综上考虑心源性栓塞可能性大。

【诊疗经过】

患者梗死面积较大，入院后暂未给予抗血小板治疗，给予"阿托伐他汀 80mg qn"强化降脂、稳定脂质斑块，并辅助康复治疗；复查头颅 CT 无出血，给予肠溶阿司匹林抗血小板聚集治疗，完善超声心动图、24 小时动态血压 Holter 检查，考虑为心源性栓塞可能，建议加用"达比加群"口服抗凝治疗，家属拒绝，继续"肠溶阿司匹林"抗血小板聚集治疗，病情平稳，出院。

【失语症量表检查】（表8）

表8　西部失语成套测验得分情况

	满分	得分
Ⅰ 自发言语		
（1）信息量	10 分	1 分
（2）流畅度、语法能力和错语	10 分	3 分

（续）

	满分	得分
Ⅱ听理解		
（1）是否问题	60分	34分
（2）听词辨认	60分	38分
（3）连续指令	80分	4分
Ⅲ复述	100分	28分
Ⅳ命名及找词		
（1）物体命名	60分	6分
（2）列举	20分	0分
（3）语句完成	10分	0分
（4）回答问题	10分	0分
AQ＝22.4分		

【诊断】

完全性失语症，波士顿失语症严重程度分级：0级。

【失语症言语症状分析及康复方案】

一、言语症状

1. 听理解

该患者WAB的听理解量表分值为76（76/200），其中是否问答得分为34（34/60），单词级别的听理解得分为38（38/60），短语和句子级别的听理解得分为4（4/80）。

患者的整体听理解功能处于重度损伤水平（76/200），是否问答的正答率仅比1/2的概率多了0.6%，但保留了一部分单词级别的听理解功能，而短语及句子级别的听理解功能严重受损。

2. 口语输出

自发语方面，该患者口语表达的信息内容差（1/10），仅能回

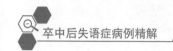

答出姓氏这个不完整信息；流畅性方面，患者的表现也仅为重复性刻板语和含糊言语（3/10）。无论是给予听觉语音材料的输入，或是给予视觉材料的刺激，其自发语的输出都很差（4/20）。该患者可以完成部分单词级别的复述，余下复述表现为含糊言语及刻板语，整体复述功能差（28/100）。在给予实物刺激的物品命名中，患者偶尔可以根据功能和词头的语音提示成功命名，但大多数物品命名不能（6/60）。命名检查中列举、语句完成、应答等小项均不能完成，记0分。

综合来看，该患者的口语输出功能差，检查时多为刻板语及含糊言语的无意义表达。

3. 阅读

该患者的阅读功能损伤严重，但也有部分功能保留（34/100）。其中语句理解得10分（10/40），听字指字得2分（2/4），字物匹配及笔画辨别均为5分（5/6），字图匹配和图字匹配满分，其余小项不能正确完成记0分。

患者可以较准确的完成字形与图片及物品的匹配，部分完成单词级别的阅读任务，句子级别的文字指令无法完成。对于需要语音输入完成的听字指字、字结构听辨完成差，需要口语输出的叙述字结构不能完成。

4. 书写

患者的书写功能损伤同样严重（20/100），自动书写得分为2（2/6），序列书写得分为4.5（4.5/22.5），抄写得分为10（10/10），情境画书写、听写、视物听写完成较差。

患者为右利手，病后由于右侧肢体功能受限，左手执笔给患者的书写带来了部分障碍。另外需要语音输入的书写测查小项得分较差。

二、非言语输出症状

患者的非言语输出功能较好，可以准确完成肢体动作的模仿（40/60）。患者能准确模仿检查者的动作，可以大致排除失用的情况，但由于对动作指令的听理解障碍限制，此项中仍有扣分。

三、言语语言相关的部分认知功能

该患者的视知觉功能尚可，空间旋转能力佳，但计算存在重度损伤、推理能力部分保留。

WAB测查中患者可以相对较好地完成图形的临摹，得分为24（24/30）；可以准确、快速地完成积木的拼搭，得满分；计算功能损伤相对严重，得分为14（14/24）；非言语语言相关的逻辑推理功能保留一般，彩版瑞文推理得分为27（27/37），且完成时间较长（13分35秒）。

四、治疗思路

该患者为完全性失语症患者，AQ值为22.4。波士顿失语症严重程度分级为0级。其听理解、口语输出、阅读和书写方面均有严重受损。对于完全性失语症患者，需要找到患者保留相对较好的功能作为切入点，在训练中形成有效的语言输入和输出链。

从WAB评价来看患者的语言输入（听理解得分率38%，阅读得分率34%）略好于语言输出（自发语得分率20%，复述得分率28%，命名得分率6%，书写得分率20%）。可将语言输入作为训练的切入点，开始训练时，还要尽可能地提供多通道的输入刺激，如在进行听词指图时，同时呈现文字和语音刺激，首先提高语言正确输入的成功率。从评价结果和过程来看，该患者视觉输入的成功率略高于听觉输入，训练前期文字输入是语音输入的助力，待语言输入整体的准确率提高后，再单通道的呈现听觉刺激。语言输出方面，患者的复述功能相对于自发语和命名稍好，为了减少患者口语输出时刻板语等现象，要利用患者保留的复述能力，建立有意义的语言输出。此外要同时训练患者的书写，如果训练一段时间后口语输出仍无法表达有意义的语言，则需要通过书写建立有效表达。

与此同时，对于该例完全性失语症患者的训练材料，需要选择日常常用的名词及动词，或者患者熟悉的内容作为训练材料。根据患者的语言功能恢复程度，逐渐将训练由单词级别晋级为短句或长句，并扩大训练内容的覆盖面。如果患者的语言功能恢复程度不理想，也可根据患者回归家庭的需要设计交流板。

训练实例：

（1）iv&w&g＝苹果＞om；

【即给予患者语音（verbal）、文字（writing）及实物（goods）形式的刺激（input），嘱患者完成相应匹配功能（matching）的产出（outcome）。】

（2）iv&g＝苹果＞om；

【即给予患者语音（verbal）及实物（goods）形式的刺激（input），嘱患者完成相应匹配功能（matching）的产出（outcome）。】

iv&g＝苹果＞om，f，c＝苹果w；

【即患者无法成功完成既定任务（fail），则给予文字（writing）提示（cue）。】

iv&g＝苹果＞om，d，＞ow；

【即患者成功完成既定任务（done），则给予书写任务（writing）。】

iv&g = 苹果 > om，d，> ow，f，c = 苹果 w；

【即患者无法成功完成既定书写任务（fail），则给予文字（writing）提示（cue）。】

（3）ig&w = 苹果 > ov；

【即给予患者实物（goods）及文字（writing）形式的刺激（input），嘱患者完成相应口语（verbal）的产出（outcome）。】

ig&w = 苹果 > ov，f，c = 苹果 v；

【即患者无法成功完成既定口语命名任务（fail），则给予语音（verbal）提示（cue）。】

五、诊疗延伸

对于该例完全性失语症患者，通过 WAB 检查我们可以看到患者语言的输入和输出受损严重，并且患者语言的最佳情况仅是偶尔能达到单词水平。我们除了在训练中针对整条语言的输入和输出链进行训练，还应该更深入的对患者的语言通路进行分析和评价，具体如下：

1. 语义

完全性失语症并不是意味着患者整条语言链的每个环节都有问题，这类患者中有部分人保留了较好的语义系统。一个完全性失语症患者的音位辨别有障碍，口语表达仅呈现单字的刻板语，但他可以准确地将竹子和竹笋匹配、牙刷和牙膏匹配。对于这种情况，治疗者可以给患者进行改良版语义功能检查，确定语义是否通达，更好地掌握患者残存的语言功能。

2. 听觉通路

在进行 WAB 时我们可以判断该患者的听理解差，但在这条听觉语言输入链上究竟是哪个环节出了问题，还需我们继续去探寻，比如患者是否能够区分环境音与语音，是否能辨别不同的声母、韵母等等，都是输入链上关键的分析点，应该给予相应的心理语言学评价。

3. 复述通路

该患者的复述功能有所保留，训练中复述可以作为助力和切入点。因此值得关注和分析该患者的复述通路。训练中患者复述过程是否经过语义系统，这对之后训练患者形成完整语言输入、输出链至关重要。

4. 听觉记忆广度

听记广度是失语症患者语言功能的重要影响指标之一，如果患者的听记广度仅有 1～2 个单位，患者就没有足够的单位去处理短语和句子级别的语言任务。因此，听觉记忆广度不可忽视。

以上为此病例的诊疗延伸举例，有需要时，SLP 应对患者做更多细致、全面的语言通路分析，而非笼统判断听、说、读、写好或差，做好语言链上各环节的诊断，才能有针对性地进行治疗。此外，语言作为认知的一部分，不可完全分割而独立存在，认知功能密切影响着语言，因此完善与语言相关的认知检查，可以帮助 SLP 制定更系统的治疗方案。

专家点评

完全性失语（global aphasia，GA）又称为混合性失语（mixed aphasia），是所有失语症类型中最严重的一种，表现为听、说、读、写各种语言能力的全面缺失，患者病损面积、治疗难度都较大且治疗效果较差，约占失语症患者总数的 13.07%。其特点为：①自发谈话：明显障碍，会主动发音，口语仅限于单音节/单词，语言刻板，系列语言无完成。②听理解：明显障碍，可学会少许非言语交流。③复述：明显障碍，以刻板单音或刻板短语复述。④命名：明显障碍，以刻板单音或刻板短语完成命名。⑤阅读理解：完全不能/几乎不能完成。⑥书写：完全不能/几乎不能完成。

本患者是由左侧额顶叶、脑岛亚急性脑梗死引起的完全性失语患者，AQ 值为 22.4，波士顿失语症严重程度分级为 0 级，其听理解、口语输出、阅读和书写方面均有严重受损。完全性失语患者最常累及优势半球大脑中动脉分布区，病变范围较广，累及优势半球额叶、颞叶、顶叶，外侧裂语言带全部受累，甚至是全大脑范围的大面积损伤，预后欠佳。针对这类患者，语言康复训练应在病情稳定后尽早开始，与药物治疗同时进行。除了语言 – 言语治疗、非侵入性脑刺激技术（NIBS）以外，药物治疗也是当前失语症治疗的热点，药物治疗的基础在于神经可塑性和神经递质的调节作用。调节神经递质的水平来进一步调控大脑神经元的活动，可以减轻卒中后的神经细胞损伤情况，恢复功能失调的特异神经递质的正常活动。脑内的兴奋性氨基酸谷氨酸和抑制性氨基酸 γ – GABA，与脑内的胆碱能、多巴胺能、5 羟色氨能及去甲肾上腺能等系统有关。目前常用的药物有儿茶酚胺类（如溴隐亭、左旋多巴、金刚烷胺等）、乙酰胆碱类（如多奈哌齐）、氨基酸类（如吡拉西坦、美金刚），其他药物治疗如普萘洛尔、唑吡坦、帕罗西汀等，神经肽类、神经营养因子目前仍在研究中。

点评专家：首都医科大学附属北京朝阳医院　袁俊亮

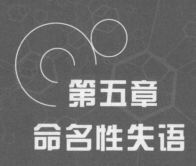

第五章
命名性失语

1 脑梗死致命名性失语

病历摘要

患者男性，43 岁，急性起病。突发言语不利 11 天，加重 3 天。

【现病史】

患者 11 天前（2017 - 6 - 18 21:00）于活动中突然出现言语不利，言语含糊、答非所问，伴有右手活动不灵活，不能使用手机。同时伴有视物模糊。无意识障碍，无大小便失禁，无视物成双、视物旋转，无呛咳。8 天前（2017 - 6 - 21）症状明显好转。3 天前

笔记

（2017 - 6 - 26 21∶00）无明显诱因突然出现病情加重，说话答非所问，并伴有右侧肢体麻木无力，但不影响日常活动。为进一步诊治来我院，急诊以"脑梗死"收入院。

【既往史、个人史及家族史】

高血压病史 10 年，血压最高 170/110mmHg，平素血压一般在（160~170）/（90~110） mmHg，未规律服用降压药物及监测血压。发现血糖增高 3~4 年，未进一步诊治，未控制饮食。发现血脂高数年（具体时间不详），未用药物治疗。患者自 20 岁开始夜间睡眠打鼾，时有呼吸暂停。大便次数增多，解稀便多年（具体时间不详）。吸烟史 20 年，每日约 60 支，现未戒烟。偶有饮酒（量不详）。否认相关疾病家族史。

【入院查体】

左侧血压 178/113mmHg，右侧血压 193/126mmHg。内科系统查体无异常。神经系统查体：神志清楚，命名性失语待查。颅神经查体未见异常。四肢肌容积正常，肌力 5 级，四肢肌张力正常。双侧指鼻试验及跟膝胫试验稳准，闭目难立征不能合作，右下肢痛觉减退，四肢腱反射对称引出。双侧巴氏征阳性。颈软，脑膜刺激征阳性。双侧颈部血管听诊区未闻及血管杂音。

【辅助检查】

头颅 MRI 检查（2017 - 6 - 27，图 15）：左颞顶枕异常信号影，缺血性改变可能性大，双额皮层下点状异常信号影，脱髓鞘样改变可能性大，双侧鼻甲略肥大，双侧乳突气房显示欠佳。

MRA 检查（图 16）：基底动脉起始部开窗，左侧大脑中动脉水平段狭窄、闭塞，右侧大脑前动脉 A1 段显示略细，余各大血管走行分布未见明显异常，血管粗细不均，管壁不光滑。

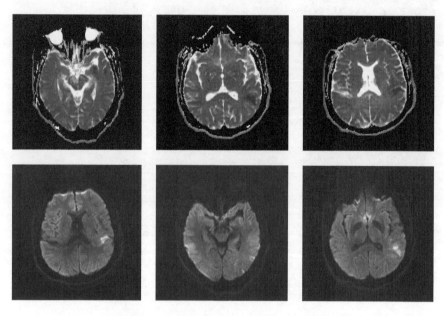

图15　头颅磁共振 ADC 及 DWI 序列

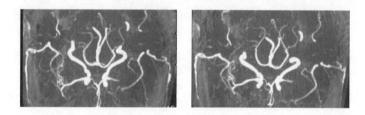

图16　头颅磁共振 MRA 序列

谷氨酸氨基转移酶 84.0U/L。

【发病机制】

患者为中年男性，急性起病，有言语不利、右肢麻木无力、视物模糊、右下肢痛觉减退、局灶性神经功能受损症状及体征，结合头颅 MRI 检查，脑梗死诊断明确。病程波动进展，患者有性别、高血压病、吸烟等动脉粥样硬化的危险因素，故病因考虑大动脉粥样硬化性可能性大，发病机制考虑低灌注栓子清除不良合并动脉 – 动脉栓塞混合机制。

【诊疗经过】

患者发病 11 天，超过静脉溶栓治疗时间窗，未给予溶栓治疗；给予"阿司匹林 + 氯吡格雷"双联抗血小板治疗，给予"他汀"强化降脂；行语言、肢体功能评价及康复治疗后，患者症状逐渐好转，出院。

【失语症量表检查】（表 9）

表 9　西部失语成套测验得分情况

	满分	得分
Ⅰ 自发言语		
（1）信息量	10 分	9 分
（2）流畅度、语法能力和错语	10 分	9 分
Ⅱ 听理解		
（1）是否问题	60 分	54 分
（2）听词辨认	60 分	52 分
（3）连续指令	80 分	50 分
Ⅲ 复述	100 分	94 分
Ⅳ 命名及找词		
（1）物体命名	60 分	52 分
（2）列举	20 分	2 分
（3）语句完成	10 分	8 分
（4）回答问题	10 分	10 分
AQ = 84.8 分		

【诊断】

命名性失语症，波士顿失语症严重程度分级：3 级。

【失语症言语症状分析及康复方案】

一、言语症状

1. 听理解

该患者 WAB 的听理解量表分值为 156（156/200），其中是否问答得分为 54（54/60），单词级别的听理解得分为 52（52/60），短语和句子级别的听理解得分为 50（50/80）。

其整体听理解功能处于轻度损伤水平，单词级别听理解功能佳，短语和句子级别听理解准确性轻度受损，听多步指令执行动作完成欠佳。

2. 口语输出

自发语方面，该患者口语表达的信息内容尚可（9/10），信息内容均正确，但是在描述情景画时句子的长度和完整性欠佳；流畅性表现尚可，偶尔有犹豫，存在轻度找词困难，但是句子基本完整切题（9/10）。总体来说患者的自发语几乎正常，但仍可以看出失语（18/20）。该患者的复述能力可，仅在最后复述长句时出现遗漏（94/100）。命名检查中，少部分物品命名需要提示完成，大部分正确（52/60）、列举表现差（2/20）、语句完成大部分正确（8/10）、应答部分能准确正答，总体得 73 分（73/100）。

综合来看，患者的口语输出功能轻度受损，评价时会出现犹豫或者命名困难，大多数检查项目可以及时准确作答，但列举小项检查表现不佳。

3. 阅读

该患者的阅读功能部分受损（69/100）。其中语句理解得 24 分

（24/40），文字指令、字物匹配、字图匹配及图字匹配满分，听字指字得 3 分（3/4），叙述字结构得 4 分（4/6），笔画辨别及字结构听辨不能完成记 0 分。

患者可以准确完成简单的语句阅读任务，复杂长句的阅读理解欠佳。整体阅读功能轻度损伤，但笔画及字形方面受损。

4. 书写

患者能完成自动书写（6/6）；情景画书写完成欠佳（15/30），与右侧手功能受限有一定关系；余书写项目完成尚可。

二、非言语输出症状

患者的非言语输出功能好（60/60），可以准确地完成指令下的动作运用。无失用现象。

三、言语语言相关的部分认知功能

WAB 测查中患者由于右侧肢体功能受限，左手执笔书写、绘画不灵活，绘画项检查完成受影响；积木的拼搭可完成，但速度欠佳，得 6 分（6/9）；计算功能受损，得分为 22（22/24）；非言语语言相关的逻辑推理功能欠佳，彩版瑞文推理得分为 27（27/37），且应答速度较慢。

其空间旋转、计算、逻辑推理能力都有不同程度的受损，虽然评价量表分没有过低，但认知功能较病前水平下降较多。

四、治疗思路

该患者为命名性失语症患者，AQ 值为 84.8。波士顿失语症严重程度分级为 3 级，仅需少量帮助下或无帮助下，患者可以讨论几乎所有的日常问题，但由于言语或理解力的减弱，使某些谈话出现

笔记

困难或不大可能进行。

整体来看，患者的听理解准确性欠佳，听记广度的受损影响了患者听理解的功能，从评价可以看出，复杂长句或多步指令是患者主要的失分项。复述的长句失分也印证了听记广度的缺损。因此对于听理解的训练，会从长句开始，逐渐增加难度至小的语段，让患者尽可能多记住句子信息，回答5W1H（who、where、when、why、what and how）问题。选择语音材料时，要根据患者情况，选择适量单位的句子，另外要保持正常语速。训练开始时，提醒患者注意聆听，减少因为注意力造成的重复聆听。

根据患者口语输出功能水平及评价表现，患者虽然会出现犹豫和找词困难，但按传统方式简单的出示物品让患者命名，不足以提高患者现阶段的口语输出功能水平。我们可以延续评价中的列举项，训练患者在规定时间内说出一定数量的列举名称。还可以反向使用命名进行训练，出示一个单词，令患者描述且不能说出单词，直至其他人猜出单词为止。根据患者功能提高情况，单词可从具象的名词，过渡到抽象词语、成语等等。再者，治疗师还可以设计小的主题谈话，让患者用5句话完成对该主题的描述，注意提醒患者使用长句表达。

最后关于阅读和书写，根据患者的康复目标和预后期望，在今后的日常生活中需要大量的阅读和书写，因此，在设计训练项目时不要遗漏这两项。阅读方面可以嘱患者快速阅读小的语段，概括大意；再在规定时间内阅读，尽可能多的记住细节，接受提问。书写方面可以设计成训练后作业，让患者完成。

训练实例：

（1）iv =一架空客320飞机在法国坠毁，法国政府大力搜救，但由于坠机地点地势险峻，搜救行动十分困难 > ov（5W1H）；

笔记

【即给予患者语音（verbal）的刺激（input），嘱患者完成回答问题的语音（verbal）产出（outcome）。】

（2）iw = 音响 > ov（描述）；

【即给予患者文字（writing）形式的刺激（input），嘱患者完成描述的语音（verbal）产出（outcome）。】

（3）iw = 据新华社电美国佛罗里达州迈阿密市一座在建过街天桥 15 日突然坍塌，确认致死至少 6 人，更多人受伤。事发天桥几天前刚刚架设，用于连接佛罗里达国际大学主校区和校外区域，尚未投入使用。美国国家运输安全委员会将调查事故原因。> ov（概括及细节问题）；

【即给予患者文字（writing）形式的刺激（input），嘱患者完成概括及回答细节问题的语音（verbal）产出（outcome）。】

五、诊疗延伸

除以上治疗思路外，根据该患者的语言功能水平、认知水平及康复目标，还有几点需要说明：

1. 命名性失语和命名障碍

根据 WAB 评分，患者的自发语 > 4，听理解 > 6，复述 > 6，命名 < 10，为命名性失语。命名性失语症患者不是仅有命名障碍，听理解、复述等方面也会存在一定的问题；而且，根据命名性失语患者不同的语言功能水平，一些人会有物品命名困难，另一些则仅在对话中表现出找词困难，并非命名性失语患者都是命名不能。

2. 列举和物品命名

多数情况下，我们在评价的时候会看到，患者物品命名成绩很好，但列举成绩却较差，同样是说出名词，为什么会存在这样的差距。列举不是简单的命名，首先要明白上位概念，能在这个范畴内找词，找到一个词以后，需要记住这个词，因为重复是不得分的，与此同时，要把这个词从该范畴内抑制掉，才找到另一个新词。我们可以看到列举的过程不光是语言的问题，其实是运行了一个小的执行功能。

3. 相关认知功能

在该患者的 WAB 评价中可以看到，语言相关认知功能对患者的语言评分造成了一定影响，如听记广度、思维能力等。此外根据患者的康复目标，在日后的学习、工作中也需要良好的认知功能水平，因此在语言训练的同时，也要系统地为患者安排认知训练。

专家点评

命名性失语是指以命名困难为特征的失语综合征，约占到失语症的 3%。命名性失语患者的命名困难可以接受选词提示，说话时找词困难也比较明显，因此又称遗忘性失语。其口语表达为流畅性，常有赘语和空话，口语理解较好，复述很好。其病变部位多位于颞中回后部或颞枕交界区。命名障碍与命名性失语不同，几乎所有失语症患者均存在不同程度的命名障碍，而且命名障碍通常是各类后遗症期遗留的主要症状。

在言语康复训练过程中，给予词汇和语音提示，对命名性失语患者的找词困难治疗有帮助。在临床中通常比较重视语音提示，字母提示则容易被忽略。研究表明，对于部分语音提示无效的患者，采取字母提示可能取得较好的效果。

临床上，运用反应时指标可以更敏感的反映词汇提取能力的变化。另外，还需要关注命名性失语患者的心理问题，加强心理治疗，改善消极情绪，有助于患者语言恢复。

点评专家：中国康复研究中心　宋鲁平

2 脑梗死致命名性失语

病历摘要

患者男性，43 岁，急性起病，进展性病程。突发头晕、右侧肢体无力 4 天，加重伴言语不清 2 小时。

【现病史】

4 天前晨起后（2017 - 11 - 5 6：00）自觉头晕，行走摇晃，右侧肢体无力，伴恶心，无呕吐，无视物旋转及视物双影，病情逐渐进展，2 小时前症状较前加重，出现言语不清，反应迟钝，右侧肢体无力主要表现为右上肢抬举费力，右手持物易脱落，行走时右下肢拖曳，我院就诊治疗后症状逐渐好转。

【既往史、个人史及家族史】

痛风病史 6 年，发作时曾服用秋水仙碱，发作间期未用药；否认高血压、糖尿病、冠心病、血脂异常等病史，否认吸烟，偶有饮酒，否认脑血管病家族史，否认食物、药物过敏史。

【入院查体】

血压右侧 136/98mmHg，左侧 136/98mmHg，心、肺、腹查体未见显著异常。神清，轻度构音障碍，反应迟钝，时间、地点、人物定向力正常，计算力减退：100 - 7 = 93 93 - 7 = 85 85 - 7 = ？双眼视野右侧同向性偏盲，双瞳孔等大等圆，直径 4mm，直接及间接对光反应灵敏，右眼外展露白 1mm，内收及上、下视正常，左眼动充分,未见明显眼震。双眼闭目有力,双侧面纹对称,软腭上抬可,悬雍垂居中,转颈耸肩力量可,伸舌居中。右上肢近端肌力5⁻级,远端肌力4级,左上肢及双下肢肌力5级,四肢肌张力、腱反射未见显著异常,双侧深浅感觉对称正常,左上肢及双下肢共济检查基本正常,双侧病理征阴性,脑膜刺激征阴性。双侧颈部血管听诊区未闻及杂音。

【辅助检查】

头颅MRI检查（图17、图18）：左侧额顶枕叶脑梗死,伴渗出；脑内多发血管性白质病变及腔隙灶。MRA检查：右侧椎动脉纤细,左侧大脑前动脉纤细,左侧大脑中动脉较对侧略细(图19)。

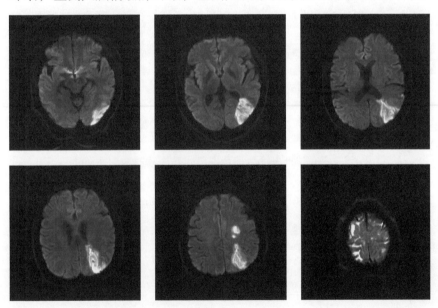

图17　DWI序列提示左侧额顶枕叶多发高信号改变,结合ADC,提示脑梗死伴渗出

颈部血管超声：未见显著异常。

易栓症三项均正常。

经食道超声检查：卵圆孔未闭,左心耳内未见明显异常回声,右心造影（＋）（室间隔连续完整,卵圆窝处薄弱,呈纤细线样回

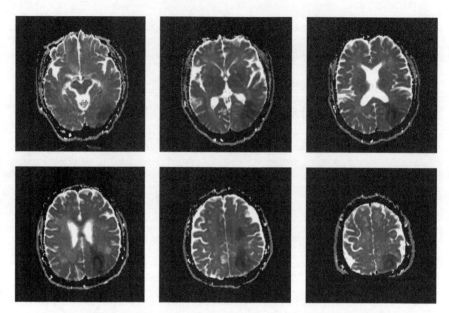

图 18　ADC 序列提示左侧额顶枕叶明显低信号改变，提示弥散受限

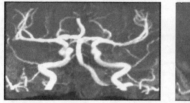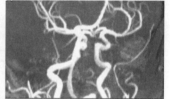

图 19　头颅 MRA 检查提示左侧大脑中动脉较对侧略细

声，原发隔与继发隔间见纤细裂隙，约 1.0mm，卵圆瓣长约 13mm，患者瓦氏动作后卵圆瓣摆动明显）。

24 小时动态血压：收缩压波动在 105 ~ 142mmHg，舒张压波动在 68 ~ 113mmHg，勺形曲线消失。

视觉诱发电位（P100）：右侧视觉传导通路障碍。

动态心电监测：未见显著异常。

CYP2C19 基因型：＊1／＊2（检出，中等代谢型）。

血栓弹力图 ADP 抑制率 100% 。

双下肢动静脉超声均未见显著异常。

双肾动脉血流未见显著异常。

生化全项：尿酸 685.1μmol/L、甘油三酯 0.69mmol/L、总胆固醇 2.75mmol/L、高密度脂蛋白 0.91mmol/L、低密度脂蛋白 1.48mmol/L、载脂蛋白 A 11.11g/L。

血沉：16mm/60min。

超敏 C 反应蛋白 11.4mg/L。

凝血象：凝血酶原时间 12.9s、国际标准化比值 1.17,余项正常。

心磷脂抗体、血常规、便常规+潜血、乙肝五项、D-二聚体、糖化血红蛋白、尿常规、B 型钠酸肽均正常。

免疫全套检查结果回报均阴性，抗链球菌溶血素"O"试验、类风湿因子、甲状腺功能及抗体、肿瘤标志物检查均为阴性。

传染病八项检查均阴性。

【发病机制】

患者为中年男性，急性突发起病，表现为神经功能缺损症状、体征，症状进展达高峰后逐渐缓解，结合头颅 MRI 检查，脑梗死诊断明确。中年缺血性卒中的病因包括动脉粥样硬化、心源性、动脉夹层、抗磷脂抗体综合征、血管炎等，其中早发性动脉粥样硬化约占中年脑梗死病因的 20%~30%。既往痛风病史，有高尿酸血症，为动脉粥样硬化危险因素，否认长期高血压、糖尿病、吸烟等动脉粥样硬化危险因素，否认房颤等心源性栓塞危险因素，故病因首先考虑为动脉粥样硬化性可能性大，入院后完善凝血功能、免疫及心脏筛查未见明显异常，超声心电图有卵圆孔未闭，故病因考虑为心源性栓塞。

【诊疗经过】

入院后给予抗血小板聚集、调脂稳定斑块、抑酸保护胃黏膜等药物治疗，完善头颅磁共振、颈部血管超声、TCD 发泡试验、经食道超声、易栓症、肿瘤标志物、免疫等相关检查，提示患者存在卵圆孔未闭，考虑可能与此次脑梗死相关，请心内科会诊，建议行封堵治疗。患者住院期间出现左足踝关节及跖关节红肿热痛，考虑为痛风急性发作，给予碳酸氢钠碱化尿液，给予止痛等对症治疗，症状逐渐缓解。目前患者右上肢无力明显好转，失语症状逐渐改善，病情稳定，出院。

【失语症量表检查】（表10）

表10　西部失语成套测验得分情况

	满分	得分
Ⅰ自发言语		
（1）信息量	10分	7分
（2）流畅度、语法能力和错语	10分	5分
Ⅱ听理解		
（1）是否问题	60分	55分
（2）听词辨认	60分	52分
（3）连续指令	80分	75分
Ⅲ复述	100分	92分
Ⅳ命名及找词		
（1）物体命名	60分	40分
（2）列举	20分	1分
（3）语句完成	10分	4分
（4）回答问题	10分	8分
AQ＝71.2分		

【诊断】

命名性失语症，波士顿失语症严重程度分级：2级。

【失语症言语症状分析及康复方案】

一、言语症状

1. 听理解

该患者WAB的听理解量表分值为182（182/200），其中是否问答得分为55（55/60），单词级别的听理解得分为52（52/60），短语和句子级别的听执行指令得分为 75（75/80）。

患者的整体听理解功能处于轻度损伤水平，单词及短语级别的听理解准确，复杂句的听理解准确性及听多步指令执行动作完成轻度受损。

2. 口语输出

自发语方面，该患者口语表达的信息表达不完整（7/10），信息内容基本正确，但是在描述情景画时只谈及 6 件事物，表达中出现语法完整的句子极少，多数为电报式，无法做更多的描述，自发语基本流畅（5/10）。该患者的复述能力可，仅在最后复述长句时出现遗漏（92/100）。命名检查中物品命名项，部分物品需要提示才能完成命名，且命名时出现犹豫及找词困难（40/60）、列举表现差（1/20）、语句完成不佳（4/10）、应答大部分能准确正答（8/10），总体得 53 分（53/100）。

综合来看，该患者的口语输出功能损伤明显，评价时口语输出为电报式，语句形成少。部分项目上出现明显的找词困难及迂回现象，需要给予提示才能完成。

3. 阅读

该患者的阅读功能部分受损（56/100）。其中语句理解得 2 分（2/40），文字指令、字物匹配、字图匹配、图字匹配、听字指字及笔画辨别均为满分，字结构听辨得 5 分（5/6），叙述字结构得 1 分（1/6）。

患者可以准确理解单词级别的文字，完成简单的语句阅读任务欠佳，复杂长句的理解受损严重。整体阅读功能处于中度受损。

4. 书写

患者能完成自动书写（6/6）；情景画书写不能通过句子完成内容表达（4/30）；此外书写过程困难，这也与右手功能受限有一定关系；余书写项目完成尚可。

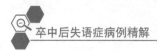

二、非言语输出症状

患者的非言语输出功能好（58/60），可以准确完成动作运用。个别项目需要模仿完成，无失用现象。

三、言语语言相关的部分认知功能

患者绘画项检查稍受影响，基本完成可，部分细节完成不佳（29/30）；可完成积木的拼搭，但速度欠佳，得 6 分（6/9）；计算功能受损，得分为 22(22/24)；非言语语言相关的逻辑推理功能欠佳，彩版瑞文推理得分为 27(27/37)，且应答速度较慢。

四、治疗思路

该患者为命名性失语症患者，AQ 值为 71.2，波士顿失语症严重程度分级为 2 级。患者在帮助下，可能进行熟悉话题的交流，但对陌生话题常常不能表达出自己的思想，进行言语交流有困难。

整体来看，患者的听理解尚可，复杂长句和关系指令是患者主要的失分项，可见句法关系是影响患者听理解的因素之一。此外，整体认知功能的下降导致听记广度不佳也是影响因素。因此对于听理解的训练可以选择有一定语法关系的"把"字句、"被"字句，训练开始时，句子的语音输入可适当放慢语速，待患者语言能力提高后，逐渐恢复正常语速。

根据患者口语输出功能水平及评价表现，患者存在明显的命名障碍，即使是物品命名也存在问题，另语法的缺失也是限制患者正常口语交流的重要因素。对于该例患者，训练时可以出示卡片令患者命名，随后令其用这个词造简单句；随着患者功能水平的提升，可以让其在完成两件物品的命名后，用两个词造句，需要提醒患者注意两件物品的关系，正确使用句法表达。

关于阅读部分，重点可以放在句法训练。如打乱句子结构让患者完成正确的语句并阅读。训练句子素材从简单关系句开始，逐渐加大复杂程度。在完成正确的语句后，令患者阅读，语音输入有助于加深患者对句子的理解；阅读后可以让患者尝试根据原有的句子关系，调换主语、谓语，再次完成语句。

训练实例：

（1）iv = 男孩抢走妈妈的牛奶 > om；

【即给予患者语音（verbal）的刺激（input），嘱患者完成相应匹配任务（matching）的产出（outcome）。】

（2）ip = 耳机 > ov（命名）；

【即给予患者图片（picture）形式的刺激（input），嘱患者完成相应语音（verbal）的产出（outcome）。】

ip = 耳机 > ov（命名），f or opp，c = 耳 iv；

【即患者无法成功完成既定任务（fail）或者语音性错语，则给予词头语音（verbal）提示（cue）。】

ip = 耳机 > ov（命名），d，ov（造简单句）；

【即患者成功完成既定任务（done），嘱患者完成相应语音（verbal）造句的产出（outcome）。】

（3）iw = 女孩儿推抱着猫的爸爸 > ov（转换句子结构） = 抱着猫的爸爸被女孩推；

【即给予患者文字（writing）形式的刺激（input），嘱患者完成转换句子结构的语音（verbal）产出（outcome）。】

五、诊疗延伸

除以上治疗思路外，在训练和日常生活中，治疗师还需要注意

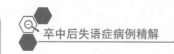
并做好宣教的如下几点：

1. 句法的影响

根据 WAB 评分，患者听理解复杂句、阅读理解复杂句及口语表达句子都存在问题，根据分析，我们认为患者的语法功能也受到一定的损伤，这不仅仅表现在电报式口语方面，阅读和听理解也体现了这一点。因此建议在行 WAB 后进行句法检查，包括听觉辨认和阅读辨认两项，系统评价患者语法问题，有助于设计训练项目。

2. 日常生活交流

该例患者的口语呈现电报式，我们希望患者能提升语言功能，能用简单短句交流甚至提升到复杂长句交流。但观察患者日常生活，会发现患者与家属及照顾者交流时，用电报式语言就可以满足交流需求，如"喝水！""穿衣服！"等。SLP 需要对家属和照顾者做好宣教，鼓励患者在日常生活中用简单句交流，如"我要喝水""请帮我穿衣服"等，不要让语言训练只停留在治疗室。

3. 相关认知功能

在该患者的 WAB 评价中可以看到，虽然该患者的语言功能较认知功能下降的多，但语言相关认知功能对患者的语言评分还是造成了一定影响，如听记广度、执行功能、思维能力等。虽然目前来看，患者口语输出是最大的障碍，但随着病情的恢复和训练的提高，如果认知训练没有提上日程，势必会影响患者进一步的语言功能改善，因此不容忽视。

📋 专家点评

命名性失语（anomic aphasia，AA）又称为遗忘性失语

（amnestic aphasia），是以不能命名（anomia）为唯一或主要症状的失语综合征。命名性失语和命名障碍是两个不同的概念。所有失语症患者均有不同程度的命名障碍，同时命名障碍还可见于许多弥散性脑病患者，但命名性失语则是以命名障碍为主的一种独立的失语综合征。单纯的命名性失语在临床上较为少见，仅占失语症患者总数的 1%~3%。其特点为：①自发谈话：流利型口语，有正常的韵律，但多为错语和赘语，由于找词困难，导致言语过程中常停顿或用描述性语言代替物品的名称。②听理解：完全正常/轻度障碍。③复述：可正常/非常好。④命名：命名能力存在很大障碍，常以描述性语言代替物品名称，但不同患者的障碍程度也有个体差异，有的是难以找出名称，有的甚至在提示下也不能完成命名，主要是不能选词性命名，自认为忘记了物体的名称，常以描述物品的属性和功能代替物体的名称，能从选词提示中选对物品的名称。⑤阅读理解、书写：接近正常。

本患者为左侧额顶枕叶脑梗死引起的命名性失语症患者，AQ 值为 71.2，波士顿失语症严重程度分级为 2 级，针对本患者，我们将语言康复的重点放在命名上。随着认知神经科学、神经影像学和神经重组领域的持续发展，卒中后大脑结构、连接和功能活动的可塑性改变特征被作为语言复苏的预后指标和干预目标。入侵性脑刺激技术（NIBS）可促进脑卒中后大脑代偿性可塑性的变化，如重复经颅磁刺激（rTMS）、经颅直流电刺激（tDCS）等先进技术展示出了较好的应用前景。新的研究还表明患者语言功能恢复的可能终身存在。

点评专家：首都医科大学附属北京朝阳医院 袁俊亮

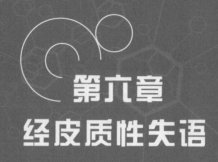

第六章
经皮质性失语

第一节　经皮质运动性失语病例

1 脑梗死致经皮质运动性失语

病历摘要

患者男性，62岁，主诉右侧肢体无力、头晕、言语不利18天。

【现病史】

患者18天前出现2次头晕，伴言语不利（具体表现不详）、右侧肢体无力，持续约 30 分钟完全缓解。4 天前活动中突发右侧肢体无力、言语不清，伴右侧嘴角歪斜，症状持续不缓解。3 天前就诊外院时出现右侧肢体无力加重、言语困难，行头颅 CT 检查示脑梗死，予以相应治疗（具体不详），症状未见好转。为求进一步诊治收入我院。

【既往史、个人史及家族史】

糖尿病 7 年，平素服用阿卡波糖，近 1 个月未用药，血糖控制不佳。发现尿酸升高、双足脚面疼痛半月余，未用药。否认高血压、冠心病、房颤等病史。吸烟 30 年，20 支/天。否认饮酒史。否认过敏史。其母 45 岁患"心绞痛"。

【入院查体】

右利手。左侧血压 125/82mmHg，右侧血压 148/99mmHg，心率 75 次/分，律齐。内科系统查体未见异常。神经系统查体：神清，经皮质运动性失语。定向力尚可，计算力、记忆力粗测减退。右侧中枢性面舌瘫。余颅神经检查未见明显异常。右侧肢体肌张力减低，右上肢肌力 3⁻ 级，右下肢肌力 5⁻ 级，左侧肢体肌力 5 级。左侧共济及感觉查体未见异常。四肢腱反射减弱。左侧掌颌反射阳性，右侧巴氏征阳性。颈软，脑膜刺激征阴性。

【言语语言病理学查体】

可理解他人言语，能够发音，言语未见明显减少，部分言语缓慢，词汇间或语句内缺乏连接词，能理解书面文字，朗读存在错误，复述言语尚可，部分物体命名不能。

【辅助检查】

血便常规、离子、血脂、凝血、肝功、BNP、心磷脂抗体、抗链球菌溶血素"O"试验、类风湿因子、免疫全套、血沉、传染病筛查未见异常。

生化：肌酐 10728↑μmol/L、尿微量白蛋白 413.54mg/L↑、随机尿微量白蛋白肌酐比值 340.76mg/g↑。

尿常规：尿蛋白 1g/L；尿糖 3mmol/L。

糖化血红蛋白：8.9%。

CYP2C19 基因型：*1/*1 型。

分子生物学检测：SLCO1B1：*1b/*1b（检出，正常肌病风险，可考虑较大剂量他汀类药物）；APOE：E2/E3（检出，血脂代谢较正常佳，他汀类疗效较正常佳）。

血栓弹力图：AA 抑制率 93%，ADP 抑制率 34.2%。

头颅 MRI 检查（图 20）：左侧放射冠、侧脑室前角旁亚急性期缺血梗死灶。

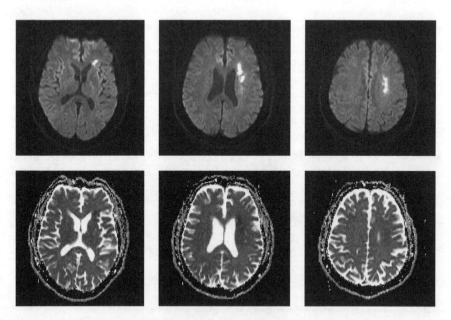

图 20　头颅 MRI 检查

MRA 检查（图 21）：左侧大脑中动脉、右侧颈内动脉未显示，闭塞或严重狭窄可能性大；左侧颈内动脉虹吸段局部狭窄；右侧大脑中动脉水平段、右侧后交通动脉起始部、双侧大脑后动脉多发节段性狭窄；右侧椎动脉颅内段纤细并走行变异；右侧大脑前动脉A1 段纤细。

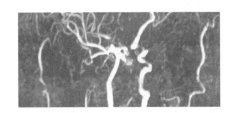

图 21　MRA 检查

TCD 检查：右侧颈内动脉闭塞（右侧后交通动脉开放）；左侧椎动脉起始狭窄；左侧颈内动脉虹吸部狭窄；左侧大脑中动脉闭塞可能；左侧大脑前动脉及大脑后动脉狭窄；右侧椎动脉闭塞可能。增强试验＋微栓子监测阴性。

弓上 CTA 检查：双侧颈总动脉分叉处、颈内动脉起始处可见斑块，管腔继发性狭窄；右颈内动脉闭塞，双侧锁骨下动脉起始处狭窄，右侧椎动脉细，左侧椎动脉粗，双侧椎动脉局部狭窄；颅内大血管多发狭窄。

颈部血管超声：双侧颈动脉多发斑块形成；右侧颈内动脉闭塞；右侧椎动脉闭塞可能；右侧锁骨下动脉斑块形成。

主动脉弓超声：主动脉弓及降主动脉显示段血流通畅。

下肢动脉超声：双侧下肢动脉多发斑块形成。

下肢静脉超声：双下肢深静脉血流未见明显异常。

超声心动图：主动脉瓣退行性改变；三尖瓣少量反流；左室舒张功能减低。

动态心电图：窦性心律；偶发房性期前收缩。

腹部超声：脂肪肝，左肾囊肿。

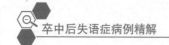

【发病机制】

患者为中年男性，存在糖尿病、高尿酸血症、吸烟等动脉粥样硬化危险因素，否认心脏疾患，住院期间心脏评价未发现明显异常，根据患者颅内外血管情况，病因考虑大动脉粥样硬化性。患者半月前出现 TIA 发作，此次梗死病灶位于分水岭区，发病机制考虑低灌注/栓子清除下降可能。

【诊疗经过】

患者以脑梗死收入院，入院时超出溶栓治疗时间窗，未给予溶栓治疗。住院后给予阿司匹林、波立维双联抗血小板聚集，立普妥降脂稳定斑块，羟乙基淀粉扩容，长春西汀改善循环，血栓通活血，依达拉奉清除自由基，降尿酸治疗，同时予以肢体及语言康复训练。

【失语症量表检查】（表11）

表11　西部失语成套测验得分情况

	满分	得分
Ⅰ 自发言语		
（1）信息量	10 分	7 分
（2）流畅度、语法能力和错语	10 分	3 分
Ⅱ 听理解		
（1）是否问题	60 分	58 分
（2）听词辨认	60 分	56 分
（3）连续指令	80 分	61 分
Ⅲ 复述	100 分	83 分
Ⅳ 命名及找词		
（1）物体命名	60 分	55 分
（2）列举	20 分	6 分
（3）语句完成	10 分	6 分
（4）回答问题	10 分	8 分
AQ = 69.1 分		

【诊断】

经皮质运动性失语症，波士顿失语严重程度分级：2级。

【失语症言语症状分析及康复方案】

一、言语症状

1. 听理解

该患者的听理解得分为175(175/200)，其中是否问答得分58(58/60)，单词听理解得分56(56/60)，执行指令得分61(61/80)。患者存在较好的听理解能力（8.75/10），执行指令稍差。

2. 口语输出

患者的口语表达整体较好。在自发语方面，患者可表达出大部分的信息内容（7/10），但语言的流畅性相对较差，仅得3分（3/10），主要表现为非流畅性的电报式言语。在复述方面，患者可以较好地完成（8.3/10），存在部分的语音性错误或漏字。患者也存在较好的命名能力（7.5/10），其中呼名得分为55(55/60)，可接受音素的提示，列举得分为6(6/20)，语句完成得分为6(6/10)，应答得分为8(8/10)。

3. 阅读

阅读方面，患者的语句理解得分为12(12/40)，文字指令得分为18(18/20)，字物匹配、字图匹配、图字匹配、听字指字及笔画辨别均为满分，与字体结构相关的部分，如字结构听辨、叙述字结构较差，得分都为1(1/6)。患者的整体阅读水平尚可（6/10），其中单词水平保存较好，长句水平相对较差。

4. 书写

患者书写方面损伤较重（1.9/10），自动书写得分为3(3/6)，情景画书写无法完成为0分，听写得分为2(2/10)，视物听写为

2(2/12)，序列书写得分为 1.5(1.5/22.5)，笔画数字听写得分为 5.5(5.5/7.5)，抄写得分为 5(5/10)。

二、非语言输出症状

患者的非言语输出功能保存较好，可基本准确地完成该项内容 (57/60)。

三、言语语言相关的部分认知功能

患者在视运动组织中的得分相对较差 (4.8/10)，绘画得分为 10(10/30)，积木组合无法完成，计算相对较好，得分为 22(22/24)，逻辑推理能力较差，彩版瑞文检查得分为 16(16/37)。

四、治疗思路

该患者为经皮质运动性失语症患者，AQ 值为 69.1，波士顿失语症严重程度分级为 2 级，其听理解较好，好于书面理解，口语输出较文字输出好，书写能力较差。根据该患者的失语类型及严重程度分级，我们可以以口语表达训练为重点，以序列性言语，如背诗、唱歌和数数等作为开始训练的切入点，以基本达到日常交流为训练的长期目标。

从评定中发现，患者在呼名时可接受语音的提示，说明患者不能正确提取词汇的语音表征，或找不到目标词的语音表征。患者的复述较好，但伴随有部分的构音错误，长句稍为明显。因此可以考虑利用朗读纠正患者的构音错误，重新建立或帮助患者提取语音表征，同时改善患者非流畅性的自发表达。在列名中，患者得分也较低，说明患者可能无法正确激活相关概念的语义词条，词语的网络联系较差。可以考虑给予患者阅读填空的训练，在提高患者激活语义词条的同时，进一步练习患者的文字理解能力。

训练实例：

（1）iv&w = 我和妈妈去公园 > ov；

【即给予患者语音（verbal）及文字（writing）形式的刺激（input），嘱患者完成相应口语（verbal）的产出（outcome）。】

iw = 我和妈妈去公园 > ov；

【即给予患者文字（writing）形式的刺激（input），嘱患者完成相应口语（verbal）的产出（outcome）。】

iw = 我和妈妈去公园 > om，f，c = 我和妈妈去公园 v；

【即患者无法成功完成既定任务（fail），则给予语音（verbal）提示（cue）。】

（2）ip&w = 我用梳子 > ov；

【即给予患者文字（writing）形式的刺激（input），嘱患者完成相应口语（verbal）的产出（outcome）。】

ip&w = 我用梳子 > ov，f，c = 梳头 v or 梳头 c；

【即患者无法成功完成既定口语任务（fail），则给予语音（verbal）或动作（action）提示（cue）。】

五、诊疗延伸

1. 患者的听理解能力相对较好，但由于 WAB 中单词水平的听理解测试只涉及了具象名词，而未涉及抽象名词及动词。患者的执行指令稍差，其口语表达也缺乏语法结构，需进一步考查患者关于抽象名词、动词及句子的语法理解是否存在障碍，加强患者听理解及阅读能力的训练。

2. 患者的文字指令完成率（90%）要好于听执行指令（76%），进一步判断患者是否存在听觉记忆下降，并针对性地进行训练。

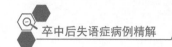

3. 此类型失语症患者大多预后良好，当患者的呼名、找词水平提高到一定程度时，可进行动词、形容词等词语的扩展训练及简单句的表达。

4. 在言语语言相关的认知功能中，患者的绘画及积木组合都较差，这也会影响患者在书写中的表现。若想进一步改善患者的文字输出，则可在改善视运动组织的基础上先进行抄写训练。

5. 患者的逻辑推理能力较差，可配合文字理解或其他内容进行训练。

专家点评

经皮质运动性失语（transcortical motor A，TCMA）从解剖位置上属于边缘带失语，病变多位于优势半球 Broca 区的前部或上部、额下回中部或前部，常见于前分水岭梗死，TCMA 属于非流畅性失语，其言语症状的特点除复述好或尤其好之外，言语表达、听理解、命名等与 Broca 区受损的运动性失语相似。而且，TCMA 患者虽然言语表达困难、说话费力且不流畅，但可以流畅清晰地背诵以前熟悉的诗词，唱出既往喜欢的歌曲，背诗、背"小九九"、唱歌和数数等都为序列性言语，属于自动化性言语，需要付出的注意资源较少。所以，如果患者言语表达困难时，要记住让患者从 1 到 5 或 10 开始数数或数手指，如果序列性言语保留，加之复述较好，很可能为 TCMA。

针对 TCMA 患者的言语康复训练，常以序列性言语或复述作为切入点，通过唱歌、背诗可以改善患者言语的流畅性和发音的清晰度，增强患者的自信心。起到诱发主动性自发言语的产生和恢复。

点评专家：中国康复研究中心　宋鲁平

2　脑梗死致经皮质运动性失语

病历摘要

患者女性，51 岁，主诉突发言语不清伴右侧肢体无力 4 天。

【现病史】

患者 4 天前中午休息时突发言语不清，表现为尚能理解他人讲话，讲话他人不能完全听懂，无其他伴随症状。当晚 8 点出现右侧肢体活动不能，不能行走，右侧上肢不能持物。3 天前患者右侧上下肢无力症状较前好转，下肢可在他人搀扶下行走，右手可有握持动作，言语不清症状较前好转，可听懂大部分他人讲话并做出正确回答，无其他伴随症状。就诊于我院，查头核磁示"左额叶皮层脑梗死"。

【既往史、个人史及家族史】

高血压病史 3 年，未规律服药，血压控制不佳；糖尿病病史，具体时间不详，未规律服药，血糖控制不佳；糖尿病周围神经病病史半年，表现为双脚及双手麻木感；子宫肌瘤病史 10 余年，未行特殊诊治；否认心脏病、肝肾疾病病史，否认乙肝等传染病病史；不吸烟；饮酒史 20 年，偶饮酒；无药物过敏史；家族中无类似病史。

【入院查体】

右利手。左侧卧位血压 154/103mmHg，右侧卧位血压 149/100mmHg，心率 78 次/分。内科系统查体未见明显异常。神经系统查体：神清，运动性失语待查，时间、地点、人物定向力可，记忆力、计算力正常。双侧瞳孔等大等圆，直径3mm，双侧瞳孔直接及间接对光反射灵敏，眼球各项运动充分，未见眼震。余颅神经查体正常。四肢肌容积正常，右侧上肢近端肌力3级，远端肌力4⁺级，右侧下肢肌力4⁺级，左侧上下肢肌力5级，四肢肌张力正常。共济查体稳准。双下肢音叉振动觉减退。双下肢腱反射减弱。右侧掌颌反射阳性，右侧巴氏征阳性，左侧巴氏征阴性。颈无抵抗，脑膜刺激征阴性。

【言语语言病理学查体】

理解他人言语，能够发音，言语未见明显减少，部分言语缓慢，词汇间或语句内缺乏连接词，能理解书面文字，朗读存在错误，复述言语尚可，部分物体命名不能。

【辅助检查】

血便常规、凝血、肝肾功、离子、BNP、抗链球菌溶血素"O"试验、类风湿因子、狼疮抗凝物筛查、免疫全套、抗中性粒细胞抗核抗体谱、传染病筛查未见异常。

血沉28mm/60min↑。

生化：葡萄糖10.99mmol/L↑、甘油三酯3.24mmol/L↑、高密度脂蛋白0.91mmol/L↓。

尿常规：尿糖3mmol/L。

糖化血红蛋白：8.1%。

CYP2C19基因型：＊1/＊1型。

头核磁（图22）：左额叶皮层脑梗死（亚急性期）。

头颅MRA检查（图23）：右侧颈内动脉虹吸段、双侧大脑前动脉管腔闭塞可能；颅内多发动脉管腔狭窄。

TCD检查：右侧颈内动脉终末端闭塞可能（右侧后交通动脉开

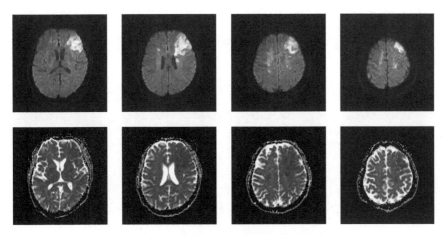

图 22　头核磁检查

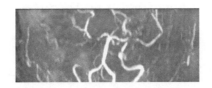

图 23　头颅 MRA 检查

放）；左侧大脑中动脉、大脑前动脉、双侧大脑后动脉重度狭窄。微栓子、发泡试验阴性。

颈部血管超声：双侧颈动脉内膜增厚伴斑块形成；右侧锁骨下动脉起始处斑块形成。

弓上 CTA 检查：左侧颈总动脉起自头臂干。双侧颈总动脉管壁不光滑，可见偏心性非钙化斑块；双侧颈内动脉起始部管壁可见点状钙化。右侧颈内动脉较对侧纤细。双侧颈内动脉虹吸段管壁点状钙化。双侧椎动脉形态及走行未见明显异常。

主动脉弓超声：升主动脉、主动脉弓血流通畅。

下肢动脉超声：双侧下肢动脉硬化伴多发散在小斑块形成。

下肢静脉超声：双下肢深静脉血流未见明显异常。

超声心动图：左室舒张功能减低。

心电 Holter：窦性心律；偶发房性期前收缩。

腹部彩超：脂肪肝。

胸片：两肺纹理稍重；心影增大。

【发病机制】

患者为中年女性，有高血压、糖尿病、高脂血症等动脉粥样硬化危险因素，住院期间心脏评价未见异常，故病因考虑动脉粥样硬化性。结合患者病灶部位位于额叶皮层接近分水岭区，故发病机制考虑低灌/栓子清除率下降可能性大。

【诊疗经过】

患者以脑梗死收入院，入院时超过溶栓治疗时间窗，未给予溶栓治疗。住院期间给予阿司匹林抗血小板聚集，立普妥降脂稳定斑块，长春西汀、灯盏细辛改善循环，依达拉奉清除脑自由基，降糖等治疗。患者存在肢体及语言功能障碍，住院期间予以语言及肢体康复功能训练。患者症状好转出院。

【失语症量表检查】（表12）

表12　西部失语成套测验得分情况

	满分	得分
Ⅰ自发言语		
（1）信息量	10分	2分
（2）流畅度、语法能力和错语	10分	3分
Ⅱ听理解		
（1）是否问题	60分	46分
（2）听词辨认	60分	45分
（3）连续指令	80分	44分
Ⅲ复述	100分	100分
Ⅳ命名及找词		
（1）物体命名	60分	43分

笔记

（续）

	满分	得分
（2）列举	20 分	2 分
（3）语句完成	10 分	6 分
（4）回答问题	10 分	2 分
AQ = 54.1 分		

【诊断】

经皮质运动性失语症，波士顿失语严重程度分级：1 级。

【失语症言语症状分析及康复方案】

一、言语症状

1. 听理解

该患者的听理解得分为 135（135/200），其中是否问答得分 46（46/60），单词听理解得分为 45（45/60），执行指令得分 44（44/80）。患者存在中度的听理解障碍，得分 6.75（6.75/10），其中执行指令较差。

2. 口语输出

患者存在少量自发语，得分为 3 分（3/10），仅能回答出自己的姓名，表达信息非常有限（2/10）。其在复述方面的语言功能是保存完好的（10/10）。在命名方面，患者存在中度障碍（5.3/10），其中呼名得分为 43（43/60），部分可接受音素或反应提示，列举得分为 2（2/20），语句完成得分为 6（6/10），应答得分为 2（2/10）。

3. 阅读

患者在阅读方面为中度障碍（6.3/10），其中患者的语句理解得分为 32（32/40），文字指令得分为 8（8/20），字物匹配、字图匹配、图字匹配均为满分,笔画辨别得分为3(3/6),需要语音输入完成的听字指字(2/4)、字结构听辨(0/6)完成较差,需要口语输出的叙述字结构得分为0。

4. 书写

患者书写方面损伤较重（0.2/10），仅有自动书写，得分为2（2/6），其余项目均无法完成。

二、非语言输出症状

患者的非言语输出功能保存较好（54/60），可基本准确完成对动作的模仿，独立完成部分指令。

三、言语语言相关的部分认知功能

患者在视运动组织中的得分相对较差（4.4/10），绘画得分为23(23/30),积木组合为满分,计算相对较差,得分为12(12/24),逻辑推理能力较差,彩版瑞文检查得分为0。

四、治疗思路

患者为典型的经皮质运动性失语症患者，AQ值为54.1，听理解（得分率68%）相对好，复述（得分率100%）非常好，命名（得分率53%）及阅读（得分率63%）均存在障碍，书写（得分率2%）存在严重障碍。经皮质运动性失语患者的训练课题是以运动性失语患者的训练课题为基础的，但考虑到患者的书写存在严重障碍（可能与损伤部位有关），我们可以以患者保存较好的听理解、口语表达为切入点，并以此为重点进行训练。结合患者波士顿失语症严重程度分级为1级，长期目标可制定为使患者达到简单的日常交流，必要时使用手势语或交流板。

经皮质运动性失语症的患者复述完好，但并非完全理解检查者所说的话，有时表现为一种强制复述，有时可将说错的话纠正后再复述出来。因此，我们在口语训练中，应加强患者语义的通达。我们可以利用复述改善患者的非流畅性言语，复述之后针对刚才的复述的词语进行图片的匹配或简单的是否问答训练，或在复述的同时给予患者文字刺激，加强对所表达内容的理解，在改善口语表达的同时改善听理解及阅读理解。如若患者训练一段时间后，效果不明显，也可进行手势语及交流板的代偿训练。

训练实例：

（1）iv&w = 胳膊 > om；

【即给予患者语音（verbal）、图片（pictures）形式的刺激（input），嘱患者完成相应匹配功能（matching）的产出（outcome）。】

（2）iv&w = 我和小明去公园打球 > ov；

【即给予患者语音（verbal）及文字（writing）形式的刺激（input），嘱患者完成相应口语（verbal）的产出（outcome）。】

ip = 我和小明去哪里打球 > om；

【即给予患者图片（pictures）形式的刺激（input），嘱患者完成相应口语（verbal）的产出（outcome）。】

ip = 我和小明去哪里打球 > om，f，c = 公园 v > or；

【即患者无法成功完成既定任务（fail），则给予语音（verbal）提示（cue）嘱患者完成复述（repeat）。】

五、诊疗延伸

1. 患者的听理解能力相对较好，但由于 WAB 中单词水平的听理解测试只涉及了实义名词，而未涉及抽象名词及动词，因此可进一步考查患者关于抽象名词、动词是否存在障碍及障碍程度。

2. 患者的听执行指令（得分率为 55%）稍差，是否问答（得

119

分率为 76%）稍好，文字指令（得分率为 40%）稍差，阅读中语句理解（得分率 80%）稍好，说明患者的指令性语言理解较差，此现象可能与复杂语法有关，也可能与动作的概念与形成有关，而患者在非语言输出部分并未得满分，考虑存在轻度的运动性失用。因此要训练患者的手势语，除了加强患者的听理解外，也要从动作的概念与形成上着手。

3. 患者在呼名时可部分接受语音及反应的提示，说明患者不能正确提取词汇的语音表征，或找不到目标词的语音表征，无法正确激活相关概念的语义词条。可以考虑给予患者朗读训练，在建立患者语音表征的同时建立患者的语义表征，以便更好地提取词语和语音。其口语的训练方式可以参考运动性失语的练习方式。

4. 患者的逻辑推理能力较差，可配合言语进行训练。

🄳 专家点评

这是一位 51 岁的中年女性，临床上表现为语言功能障碍在先，后出现右侧肢体瘫痪为主要表现的急性脑血管病。头核磁检查显示左侧额叶及分水岭区新发脑梗死，以额叶中下回区域梗死为主。血管相关检查也提示比较严重的颅内血管动脉硬化样病变，解释了相应的责任病灶，而发泡实验等相关检查也排除了心源性栓子来源的可能。

语言相关的检查显示，自发语言功能严重受损，语言理解功能轻中度障碍，复述功能完全保留。物体命名功能轻度受损，自发命名严重功能障碍，反应性命名严重受损，完成句子功能中度受损。语言治疗方面，针对语言功能及非语言输出症状及语言相关的认知功能进行了详细的分析研究，并制定了针对性的治疗计划，主要针对语言的表达及书写功能进行了功能训练和治疗。利用复述功能保留的特点来改善患者的非流畅性言语。经过恰当的治疗，患者临床症状有所好转而出院。

经皮层运动性失语患者的语言功能障碍主要临床表现如下，口语表达为非流畅型口语，或为中间偏非流畅型，说话费力，常以手势帮助说话，有些患者出现构音障碍，偶有语音错误。患者最突出的特点为自发性扩展言语发生明显障碍，可以简单叙事，但不能详细描述。又因启动发音困难而口吃，自发谈话中多有停顿，语量少。但和运动性言语的电报式言语不同，可有完整的语句。口语理解能力较好，或有轻度障碍，一般能理解日常谈话内容。执行多步口令或含有语法结构的复杂指令有轻度障碍。复述良好是本类型的特点，可进行任何语句的复述，如词、短语、绕口令、无关词组、长复合句。命名障碍以列名障碍最为严重，命名启动发音困难导致表达出现口吃，可以接受语音提示。阅读中以朗读困难较为明显，而阅读理解相对较好，书写有缺陷。该例患者的临床症状及语言相关检查与经皮层运动性失语的诊断比较符合，特别是复述功能完全保留。但是影像学上，除了分水岭区出现新发的梗死病灶以外，额中下回区域及相关皮层区域也出现比较大面积的新发梗死病灶，临床位置偏向运动性失语。

点评专家：北京大学第一医院 孙永安

第二节 经皮质感觉性失语病例

1 脑梗死伴出血转化致经皮质感觉性失语

病历摘要

患者女性，58 岁，主诉突发"言语不清 2 个月，加重 3 天"。

【现病史】

患者 2 个月前于活动中无明显诱因出现言语不清，表现为语音低沉、自主语言减少，无听力障碍、意识障碍、肢体活动不利或抽搐，无头晕、头痛，无恶心、呕吐，无二便失禁等，外院就诊查头核磁示左侧额顶枕叶，左侧放射冠多发脑梗死，给予降脂、抗血小板聚集等对症治疗，言语不清症状略好转。出院后患者逐渐出现记忆力减退，表现为对刚发生过的及要做的事不能很快想起，年轻时的事情可明确记忆。性格逐渐发生变化，对周围事物缺乏兴趣。对物体不能正确命名、不能分辨手指。近 3 日出现右侧肢体无力，右上肢可抬举，右下肢能行走，伴右侧口角歪斜，饮水呛咳，无其他伴随症状。

【既往史、个人史及家族史】

入院 10 余天前行全脑血管造影，发现右侧腹股沟假性动脉瘤，予以压闭治疗。高血压病 3 年，最高 210/150mmHg，未规律服药，血压控制欠佳。子宫肌瘤术后 20 年，术后绝经。否认输血史，否认传染病史，否认吸烟、饮酒史，否认药物、食物过敏史，姐姐有脑梗死病史。

【入院查体】

右利手。血压 135/75mmHg，心率 80 次/分，呼吸 20 次/分，体温 36.5℃。右侧腹股沟血肿，余内科系统查体未见明显异常。神经系统查体：神清，言语不利，不能辨认手指，近期记忆力、定向力、计算力减退，理解力减退。双侧瞳孔等大等圆，对光反射灵敏，眼动充分，无眼震。右侧鼻唇沟浅，余颅神经系统查体未见异常。四肢肌容积正常，左侧肢体肌力 5 级，右上肢肌力 5¯级，右下肢 4 级，共济查体稳准，感觉查体正常，右侧腱反射亢进，右侧巴氏征阳性，脑膜刺激征阴性。

【言语语言病理学查体】

言语较流畅，有错语，信息量下降，语义理解不完全，执行指令差，复述能力可，对常用物体命名不能，左右失认、手指失认，书写能力尚可。

【辅助检查】

血尿便常规、凝血、肾功、甲状腺功能、血沉、免疫全套、类风湿因子、肿瘤标志物、糖化血红蛋白、传染病筛查正常。

生化全项：乳酸脱氢酶 242.6U/L↑、α-羟丁酸脱氢酶 201.4U/L↑、总胆固醇 2.58mmol/L↓、高密度脂蛋白 0.82mmol/L↓、载脂蛋白 A11.11g/L↓、血清同型半胱氨酸 15.9μmol/L↑。

头颅 MRI 检查（图 24）：左侧大脑半球多发梗死灶，伴局部渗血改变。

头颅 MRA 检查（图 25）：左侧大脑中动脉局部狭窄显示中断，

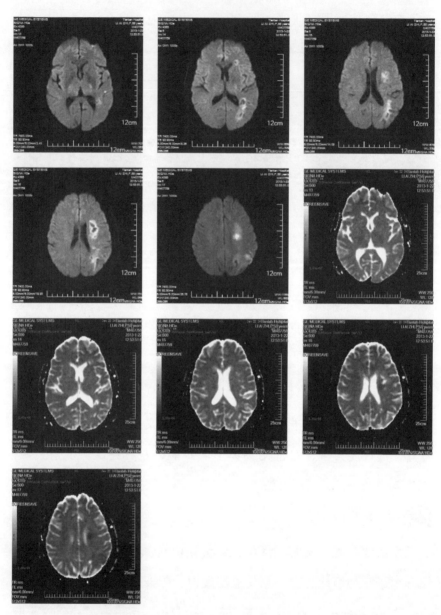

图 24 头颅 MRI 检查提示左侧大脑半球多发梗死灶，伴局部渗血改变

分支稀疏。

头颅 CT 检查：左侧大脑半球多发梗死灶，伴局部渗出性改变可能性大。

颈部血管超声：双侧颈动脉多发斑块形成（左 6.8mm ×

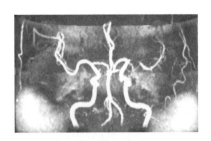

图 25　头颅 MRA 检查提示左侧大脑中动脉局
部狭窄显示中断，分支稀疏

2.4mm，右 8.8mm×2.0mm，均为混合回声），右锁骨下动脉内膜
增厚。

下肢血管超声：双侧股总动脉分叉处内膜增厚，右侧腹股沟区
血肿声像图（考虑股动脉假性动脉瘤压闭后）。

下肢静脉彩超：双下肢深静脉血流通畅。

超声心动图：目前心脏结构、功能未见明显异常。

胸片：双肺纹理增粗。左肺中野外带点状高密度影：硬结灶
可能。

甲状腺超声：甲状腺未见明显异常。

腹部 B 超：脂肪肝，胆囊多发结石。

妇科超声：子宫缺如。

【发病机制】

患者存在高血压、高同型半胱氨酸血症等动脉粥样硬化危险因
素，颈部血管超声示双侧颈动脉多发斑块形成，颅脑 MRA 检查示
左侧大脑中动脉局部狭窄显示中断，分支稀疏，故病因考虑动脉粥
样硬化性，结合患者病灶位于左侧大脑半球，为多发梗死灶，故发病
机制考虑为动脉-动脉栓塞机制，低灌注/栓子清除能力减低不除外。

【诊疗经过】

患者就诊于我院后，由于超出溶栓治疗时间窗，未给予溶栓治

疗。住院期间给予阿司匹林、波立维联合抗血小板、瑞舒伐他汀调脂稳定斑块、改善循环、降同型半胱氨酸及对症支持治疗。患者存在语言功能障碍，住院期间给予语言康复治疗。患者症状好转出院。

【失语症量表检查】（表13）

表13　西部失语成套测验得分情况

	满分	得分
Ⅰ自发言语		
（1）信息量	10分	4分
（2）流畅度、语法能力和错语	10分	7分
Ⅱ听理解		
（1）是否问题	60分	40分
（2）听词辨认	60分	51分
（3）连续指令	80分	41分
Ⅲ复述	100分	80分
Ⅳ命名及找词		
（1）物体命名	60分	0分
（2）列举	20分	1分
（3）语句完成	10分	2分
（4）回答问题	10分	7分
AQ=53.2分		

【诊断】

经皮质感觉性失语症，波士顿失语严重程度分级：1级。

【失语症言语症状分析及康复方案】

一、言语症状

1. 听理解

患者的听理解功能处于中度损伤水平，单词级别的听理解功能尚可，而句子级别的听理解功能损伤严重。

WAB 的听理解量表分值为 132（132/200），其中是否问答得分为 40（40/60），单词级别的听理解得分为 51（51/60），短语和句子级别的听理解得分为 41（41/80）。

2. 口语表达

自发语方面，该患者口语表达的信息内容差（4/10），仅能回答对部分熟悉的信息内容；流畅性方面，患者的表现尚可（7/10），有正常的语法结构，语调多变，很流畅，偶尔会出现赘述。总体来说该患者自发语的流畅性尚可，但信息内容较差（11/20）。该患者可以完成部分单词级别的复述，短语级别的复述不准确，成句的复述完成差，整体复述功能中度损伤（80/100）。在给予实物刺激的物品命名中，患者几乎命名不能（1/60）；列举不能完成（0/20）、语句完成（2/10）、应答中熟悉内容可部分作答（7/10）。整体命名功能严重受损。

综合来看，患者的口语输出中命名障碍最为严重，检查时语音提示失败，患者会出现错语及新语，复述功能相对优于命名。

3. 阅读

该患者的阅读功能和朗读功能部分保留。WAB 的阅读任务中语句理解 18 分（18/40），文字指令不能正确完成且文字朗读不正确（0/20），字物匹配、图字匹配、字图匹配及听字指字均为满分，笔画辨别 5 分（5/6），字结构的听辨 5 分（5/6），叙述得分为 2（2/6）。患者可理解单词及短语水平的文字。

4. 书写

患者的书写功能损伤较为严重，右手无法完成任何有意义的书写任务，左手仅仅能够成功完成视物听写、序列书写、笔画与数字听写及抄写的检查。

WAB 的书写测查中视物听写得分为 9（9/12），序列书写得分为 18（18/22.5），笔画及数字听写满分，抄写得分为 9.5（9.5/10）。

二、非言语输出症状

患者的非言语输出功能较好（53/60），部分指令可以准确做出相应的肢体动作，其余部分可以准确完成肢体动作的模仿，大致排除失用的情况，但由于对动作指令的听理解障碍限制，此项中仍有扣分。

三、言语语言相关的部分认知功能

患者的空间旋转能力、计算及推理能力尚可。

WAB 测查中未评价绘画项目；积木拼搭可准确完成，但用时较长，得 6 分（6/9）；计算功能基本未受损，为 22 分（22/24）；非言语语言相关的逻辑推理功能保留尚佳，彩版瑞文推理得分为 35（35/37），基本可以正确完成推理，但用时较长，未获得快速完成的时间加分。

四、治疗思路

该患者为经皮质感觉性失语症患者，AQ 值为 53.2，波士顿失语症严重程度得分为 1 级。患者为流利型口语，听理解中度障碍，命名严重障碍，复述相对较好。因此我们对症的训练重点也将放在命名和听理解上。

首先是听理解，该患者单词级别的听理解正确率较高，我们可以从改善短语和短句级别的听理解入手。训练初期选取与日常生活活动相关的训练素材，训练中后期，随着患者听理解水平的提高，我们可以选取低频词语或者训练听理解长句。训练前期，要让患者把语音与训练中的匹配素材正确的建立联系，从而使患者正确理解听到语音的语义。在训练后期，需要帮助患者建立正确的句法，可以打乱句子结构让患者完成正确的语句并阅读。

该例患者的命名能力严重受损，呼名测试均不成功，测试时给予患者语音提示不能有效地帮助患者完成呼名。在训练命名时，我们应确认患者是否能正确理解语义，可以先进行语义的匹配，如呈现四样物品和图片（铅笔、橡皮、西餐刀、叉），让患者完成两两匹配，在语义通达的情况下，让患者逐一命名。通常患者在命名不能时我们会先让患者完成复述，但要注意的是，经皮质失语症患者的复述功能相对保留完好，但复述过程极有可能不到达语义，因此复述时要将语音刺激和物品、图片的刺激物同时呈现，建立经过语义的复述通路。然后逐渐减少命名的语音提示，让患者进行物品的呼名。在患者正确完成一项后，可以让患者抄写该刺激项的文字，帮助患者逐渐建立文字、语音、图片及语义等属性之间的联系。

训练实例：

（1）iv&g＝妈妈梳头＞om；

【即给予患者语音（verbal）及实物（goods）形式的刺激（input），嘱患者完成相应匹配功能（matching）的产出（outcome）。】

（2）ip&g＝铅笔、橡皮、西餐刀、叉＞om；

【即给予患者图片（pictures）及实物（goods）形式的刺激（input），嘱患者完成相应匹配功能（matching）的产出（outcome）。】

（3）ip&g＝眼镜＞ov；

【即给予患者图片（pictures）及实物（goods）形式的刺激

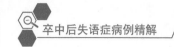

（input），嘱患者完成相应口语（verbal 的产出（outcome）。】

ip&g = 眼镜 > ov；f，c = 眼镜 v > or；

【即患者成功完成既定任务（done），则给予语音（verbal）提示（cue），嘱患者完成复述（repeat）。】

五、诊疗延伸

对于该例经皮质感觉性失语患者，我们还应该系统分析其听觉通路、语义系统及复述通路，具体如下：

1. 听觉通路

对于经皮质感觉性失语的患者，通过 WAB 检查我们可以判断该患者的听理解存在障碍，但在这条听觉语言输入链上究竟是哪个环节出了问题，还需我们继续去探寻。听觉通路首先要经过语音分析，比如患者是否能够区分环境音与语音；接着到达语音输入缓冲，在这里将语音暂时储存；随后进入语音输入词典，将听到的语音与已储存的词汇语音表征对照；最后进入语义系统，听觉输入完成。这些都是听觉输入链上关键的分析点，应该给予相应的心理语言学评价，更准确的判断患者听理解障碍的症结，以做出最佳的治疗方案。

2. 语义

经皮质感觉性失语患者能较好地完成复述，但这不意味着患者的词汇语义通达，这与该类型患者的复述通路有关；临床中我们可以观察到，患者虽然复述好，但命名部分严重障碍的患者多数有语义系统的受损或连接出现问题。对于这种情况，治疗者可以对患者进行改良版语义功能检查，确定语义是否通达，再针对患者的短板进行训练，以整体提高其语言能力。

3. 复述通路

复述存在三条通路，通路一会经过听觉分析、语音输入缓冲、输入词典到达语义系统，然后输出；通路二则从语音输入词典跳过语义系统，直接到达语音输出词典产生复述，这就是为什么患者可以完成复述，但不理解其中的含义；第三条通路为患者接收语音，在完成听觉分析后，直接经由声音语音转换直接到达输出缓冲，这类患者不但不理解所复述材料的含义，还会出现字颠倒和排列错误。训练中患者复述过程是否经过语义系统，将对之后训练患者形成完整语言输入、输出链至关重要，因此应当系统分析。

以上为此病例的诊疗延伸举例，SLP 应做更多细致全面的语言通路分析，而非笼统判断听、说、读、写好或差，做好语言链上各环节的诊断，才能有针对性地进行治疗。

专家点评

经皮质感觉性失语（transcortical sensory aphasia，TCSA）是一种临床常见的失语症类型，约占失语症患者总数的 16%，多见于脑分水岭区异常。其语言受损特点为：①自发谈话：流利型口语，语言中常混有错语、新语及空话，难以准确达意，让听者不知所云。信息量低、错语和模仿语言为突出特点。有时会因找词困难导致说话中断，但整体来看患者说话不费力，发音和语调正常。②听理解：明显障碍，对常用名词、动词理解稍好。自己和他人讲的话不理解，常答非所问。对有语法词和秩序词的句子理解困难。③复述：非常好，但不能理解复述的内容。④命名：明显障碍，主要是语义错语和新语，不能接受语音提示，也不能接受选词提示。词义性命名不能。⑤阅读理解：常伴有严重的失读，不能朗读或常伴错语朗读。⑥书写：失写障碍，听写和自发性书写困难。本患者为流利型口语，但语句无意义，听理解中度障碍，命名严重障碍，复述相对较好，为经典的 TCSA 患者，AQ 值为 53.2，波士顿失语症严重程度得分为 1 级。由于命名和听理解受损突出，我们的训练重点也将放在命名和听理解。血管检查提示左侧大脑中动脉明显狭窄，符合分水岭区失语综合征。治疗上，口语和语言疗法能显著改善言语的功能交流、理解和产出。照顾者可以通过语音语言学家的训练来提供有效的实践。药物可能会增强治疗的效果，如溴隐亭或右苯丙胺，或通过经颅直流电刺激治疗，但还需大型随机对照试验来确定这些干预是否比单纯的正音和语障治疗有更多的获益。

点评专家：首都医科大学附属北京朝阳医院　袁俊亮

2 脑出血致经皮质感觉性失语

📋 病历摘要

患者男性，50岁，主诉言语不利、反应迟钝17天，头痛、呕吐5天。

【现病史】

17天前下午患者打牌时出现不愿言语，所说多为2个单词的短语，伴反应迟钝，未诊治。16天前家属发现症状较前加重，送至当地医院，查头颅 MRI 检查提示左侧颞顶脑梗死（未见图像），经治疗后症状逐渐好转。5天前，患者出现发热，最高体温38.6℃，前额头痛，搏动样，伴呕吐，呕吐物为胃内容物，未见血性或咖啡色呕吐物，查头颅 CT 检查示左顶枕脑出血。

【既往史、个人史及家族史】

6年前脑梗死病史，遗留右上肢轻微力弱。高血压病史6年，最高血压150/90mmHg，未服药治疗。长期吸烟，饮酒（具体不详）。

【入院查体】

右利手。左上肢血压138/93mmHg，右上肢血压134/92mmHg。双肺呼吸音稍粗，未闻明显啰音。神经系统查体：轻度嗜睡，呼之可醒，能对答，言语欠流利。定向力、记忆力、计算力均下降。双瞳孔3mm，等大等圆，对光反射灵敏。双眼向右凝视时出现一过性

133

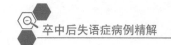

水平眼震，快相向右。余颅神经查体未见明显异常。四肢肌力、肌张力正常。共济查体配合差。感觉查体正常。病理征未引出。脑膜刺激征阴性。

【言语语言病理学查体】

言语减少，有错语，词汇意思杂乱无章，相互之间缺乏逻辑性，语义理解不完全，执行指令差，可复述简单词汇，复杂语句复述不完全，对常用物体命名不能，书写能力尚可。

【辅助检查】

血常规、便常规、离子、甲状腺功能、甲状腺过氧化物酶抗体、甲状腺球蛋白抗体，促甲状腺激素受体抗体、抗链球菌溶血素"O"试验、类风湿因子、免疫全套、血沉、传染病筛查未见异常。

尿常规：白细胞 1.2/μl↑。

生化全项：总胆固醇 2.59mmol/L↓,低密度脂蛋白 1.25mmol/L↓,高密度脂蛋白 0.67mmol/L↓。

凝血：纤维蛋白原 1.89g/L↓。

糖化血红蛋白：7.4%↑。

糖耐量实验：空腹 4.64mmol/L，半小时 8.73mmol/L，1 小时 12.73mmol/L，2 小时 13.23mmol/L，3 小时 10.41mmol/L。

CYP2C19 基因型：*1/*2 型。

头颅 CT 检查（图26）：左侧颞顶枕脑出血，脑室内积血。

头颅 MRI 检查（图27）：脑内多发缺血、梗死及脱髓鞘；脑内多发出血灶；脑室少量积血。

头颅 MRA 检查（图28）：基底动脉迂曲，下段开窗。

TCD＋增强试验＋微栓子监测均未见明显异常。

134

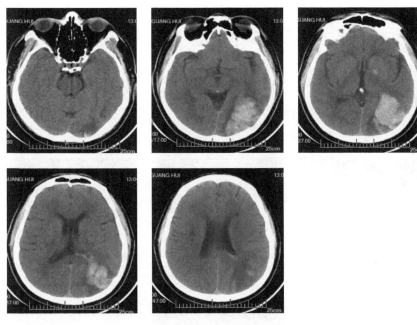

图 26　头颅 CT 检查

颈部血管超声：双侧颈动脉内膜增厚，右侧锁骨下动脉起始处斑块形成。

主动脉弓超声：升主动脉、主动脉弓血流通畅。

下肢动脉超声：双侧下肢动脉多发斑块形成。

下肢静脉超声：未见明显异常。

超声心动图：室间隔增厚，二尖瓣少量反流，主动脉瓣少量反流，左室舒张功能减低。

经食道超声：主动脉弓后壁可见 12.8mm × 1.7mm 混合回声斑块，边缘光滑，管腔未见明显狭窄与扩张。主动脉斑块形成，卵圆孔闭合，左心耳内未见明显异常回声，右心造影（－）。

动态心电图：窦性心律，偶发房性期前收缩，T 波改变。

【发病机制】

患者症状、体征、影像学检查符合脑出血表现，本次脑出血为

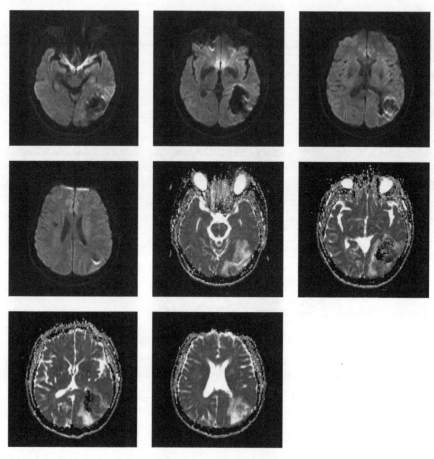

图 27　头颅 MRI 检查

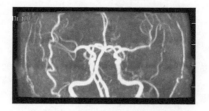

图 28　头颅 MRA 检查

脑梗死急性期后（12 天），结合影像学检查，梗死部位及出血部位一致，考虑为脑梗死后出血转化。脑梗死后出血转化存在多个危险因素：高血压、高血糖、梗死部位在皮层及皮层下、大脑中动脉供血区大面积梗死、ADC 呈高信号等。患者起病时存在高血压、高血糖，梗死部位在左侧颞顶枕叶，为左大脑中动脉下干栓塞，均提示梗死后出血高风险。患者存在高血压、糖尿病、吸烟等动脉粥样硬化危险因素，住院后查主动脉弓，见混合回声斑块，属不稳定斑块，其余向左大脑中动脉供血的大动脉未见明显斑块及狭窄证据，心脏相关检查未见明显结构、节律异常，故病因考虑为大动脉粥样硬化。发病机制为不稳定斑块脱落，动脉 - 动脉栓塞。

【诊疗经过】

入住我院后给予甘露醇脱水降颅压、止痛、降脂、醒脑静醒神开窍，七叶皂苷钠促进水肿吸收等治疗。

【失语症量表检查】（表 14）

表 14　西部失语成套测验得分情况

	满分	得分
Ⅰ自发言语		
（1）信息量	10 分	8 分
（2）流畅度、语法能力和错语	10 分	5 分
Ⅱ听理解		
（1）是否问题	60 分	51 分
（2）听词辨认	60 分	49 分
（3）连续指令	80 分	18 分
Ⅲ复述	100 分	84 分
Ⅳ命名及找词		
（1）物体命名	60 分	58 分
（2）列举	20 分	5 分
（3）语句完成	10 分	8 分
（4）回答问题	10 分	8 分
AQ = 70.4 分		

【诊断】

经皮质感觉性失语症，波士顿失语症严重程度分级：2 级。

【失语症言语症状分析及康复方案】

一、言语症状

1. 听理解

患者单词级别的听理解功能尚可，而句子级别的听理解功能损伤严重，特别是执行口头指令有明显障碍。总体来说，听理解功能处于中度损伤水平。

WAB 的听理解量表分值为 118（118/200），其中是否问答得分为 51（51/60），单词级别的听理解得分为 49（49/60），短语和句子级别的听理解得分为 18（18/80）。

2. 口语表达

自发语方面，该患者口语表达的信息内容尚可（8/10），能准确回答检查中所提问的信息内容，并对情景画有部分不太完整的描述；流畅性方面，患者的表现尚可（5/10），表达稍流畅，有部分命题完整的句子，有一定的语法，但错语明显。总体来说该患者自发语功能水平尚可（13/20）。该患者可以准确完成单词及短语级别的复述，长句的复述完成差，整体复述功能轻度损伤（84/100）。在给予实物刺激的物品命名中，患者基本可以准确完成呼名（58/60）；但列举完成差（5/20），语句完成及应答部分作答，均为 8 分（8/10）。整体命名功能中度受损（79/100）。

综合来看，患者的口语输出中命名障碍最为严重，检查时患者会出现错语。

3. 阅读

该患者的阅读功能和朗读功能受损严重。WAB 的阅读任务中

笔记

语句理解 16 分（16/40），文字指令不能正确完成且文字朗读不正确（0/20），字物匹配、图字匹配及字图匹配均为满分，听字指字得 3 分（3/4），笔画辨别、叙述字结构不能完成，字结构的听辨差，得 1 分（1/6）。患者对文字的理解在单词及短语水平，句子水平的文字理解差，文字指令不能准确朗读亦不能执行。

4. 书写

患者为右利手，病后由于右侧肢体功能限制，左手执笔给患者的书写带来了障碍，书写评价尚未进行。

二、非言语输出症状

患者的非言语输出功能较好（41/60），可以准确地完成肢体动作的模仿，评价中偶见患者完成指令下的动作运用，因此可以大致排除失用的情况，但由于对动作指令的听理解障碍限制，此项中仍有扣分。

三、言语语言相关的部分认知功能

患者的视空间能力、空间旋转能力、计算未测得，推理能力严重受损。

WAB 测查中未测评绘画、积木拼搭及计算项目；非言语语言相关的逻辑推理功能受损严重，彩版瑞文推理得分为 17（17/37），基本可以正确完成简单推理，复杂归纳推理不能作答且作答用时较长（19 分 46 秒）。

四、治疗思路

该患者为经皮质感觉性失语症患者，AQ 值为 70.4，波士顿失语症严重程度分级为 2 级。患者为流利型口语，听理解中度障碍，命名轻度障碍，复述损伤较轻，但阅读受损严重。因此我们对症的训练重点也将放在提高听理解、命名和改善阅读上。

首先是听理解，该患者单词级别的听理解尚可，我们可以从提高单词及短语级别的听理解入手。训练初期选取与日常生活活动相关的动、名词作为训练素材，训练中后期，随着患者听理解水平的提高，我们可以选取低频词语或者训练听理解短句及长句。听理解训练形式常为听指训练，训练中如果患者未能准确匹配，可以使用手势语提示，另外在患者正确完成听理解训练后，可以出示文字嘱患者阅读，帮助患者将语音、文字与训练中的匹配素材建立联系，从而使患者正确理解听到语音的语义。

该例患者的命名能力受损较轻，呼名测试正答率较高，测试时部分项目给予患者语音提示可以帮助患者完成呼名。在训练命名时，我们可以在患者正确命名后，令其用这个词造简单句；随着患者功能水平的提升，可以让其在完成两件物品的命名后，用两个词造句，让患者注意两件物品的关系并正确使用句法表达。

此外，该例患者的阅读方面也存在问题。从评价结果中观察，患者单词级别的文字阅读尚可，但语句理解和文字指令完成不佳。在听理解训练中已经融入了部分阅读训练，此外，我们还可以将简单句分成主语、谓语、宾语，分别写下并打乱顺序，让患者组成完整句子并阅读。

训练实例：

（1）iv&g = 梳子 > om；

【即给予患者语音（verbal）及实物（goods）形式的刺激（input），嘱患者完成相应匹配功能（matching）的产出（outcome）。】

iv&g = 梳子 > om，d，> c = 梳子 w > ov；

【即患者成功完成既定任务（done），则给予文字（writing）提示（cue），嘱患者完成相应语音（verbal）的产出（outcome）。】

（2）ip&g = 花 > ov；

【即给予患者图片（pictures）及实物（goods）形式的刺激（input），嘱患者完成相应语音（verbal）的产出（outcome）。】

ip&g = 花 > ov，d，> ov = 我养花；

【即患者成功完成既定任务（done），嘱患者完成简单句语音（verbal）的产出（outcome）。】

（3）iw = 男孩、书包、背 > om&v = 男孩背书包；

【即给予患者文字（writing）形式的刺激（input），嘱患者完成相应的匹配（matching）及口语（verbal）的产出（outcome）。】

五、诊疗延伸

与上一个经皮质感觉性失语患者类似，我们还应该系统分析其听觉通路、语义系统及复述通路。此外对于该例患者我们还要注意其句法损伤程度和语言相关认知障碍，具体如下：

1. 句法检查

建议在行 WAB 后进行句法检查，包括听觉辨认和阅读辨认两项，系统评价患者语法问题，有助于设计训练项目。

2. 相关认知功能

该患者在 WAB 评价中相关认知检查得分不佳，语言相关认知功能会影响语言评分，如听记广度、推理能力、执行功能等；同时也会影响患者语言功能的恢复速度和程度。仍需要完善该患者的认知检查，了解认知短板是否会对语言能力有影响，在语言训练的同

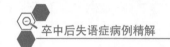

时，也要系统的为患者安排认知训练。

专家点评

经皮质感觉性失语症曾称为超皮层感觉性失语症，属于边缘带失语症，多见于大脑中动脉与大脑后动脉供血区交界处缺血所致的后分水岭梗死的患者。其主要临床表现与 Wernicke 失语症相似，均为流畅性失语，听理解受损严重，常答非所问，有较多错语、新语，严重时为杂乱语；二者表现不同的是复述，Wernicke 失语症患者复述差，而经皮质感觉性失语症患者复述基本保留，有些患者复述好甚至尤其好。曾经有一位脑梗死后右侧偏瘫伴失语的老年女性患者，为家庭主妇，小学文化，未学过英文。经中国康复研究中心标准失语症成套检查量表（CRRCAE）评定为经皮质感觉性失语症，患者听理解明显受损，言语表达轻度受损，但复述保留完好，复述为句子水平，可复述较长的英文单词，如 "Alzheimer disease"。还有的经皮层性感觉性失语症患者出现强迫复述，表现为 "鹦鹉学舌"，即检查者问患者什么问题，患者照样问检查者什么问题，如问患者 "您贵姓"，患者回答 "您贵姓"，问患者 "您多大岁数了"，患者回答 "您多大岁数了"，一些患者知道自己回答错误，但不能自己纠正。

因此，临床工作中，失语症患者言语表现为流畅性且听理解较差时，通过检查复述能力和序列语言，即可大致判断为颞上回后部 Wernicke 区（理解性语言中枢）受损所致的皮层性感觉性失语症，还是边缘带后分水岭部位受损所致的经皮层性感觉性失语症。

同样，也可以通过头颅 MRI 或头颅 CT 等影像学检查结果，判断损伤的部位是颞上回后部还是后分水岭颞顶枕交界脑区，大致判断患者的语言表现为感觉性失语症还是经皮层性感觉性失语症。

此外，在进行语言康复治疗时，利用复述、唱歌和背诗等作为切入点，可取得较好的训练效果。

点评专家：中国康复研究中心　宋鲁平

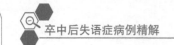

第三节 经皮质混合性失语病例

1 脑出血致经皮质混合性失语

病历摘要

患者男性，44 岁，主诉右侧肢体无力伴言语不清 6 天。

【现病史】

患者 6 天前活动中突发右侧肢体无力，不能站立，右手不能抬起、握拳，蹲在地上，伴有言语不清，说话声音弱，家人可部分理解其言语内容，症状持续无缓解，无摔伤，无恶心、呕吐，无意识不清及肢体抽搐，无头晕、头痛、恶心、呕吐。查头颅 CT 检查示"左侧基底节区出血"。

【既往史、个人史及家族史】

既往体健。饮酒 20 年，每日 2 两。否认吸烟史。否认高血压、糖尿病、冠心病病史。否认药物过敏史。家族中无类似病史。

【入院查体】

右利手。右侧上肢血压 157/106mmHg，左侧上肢血压 165/112mmHg，心率 61 次/分。内科系统查体未见明显异常。神经系统查体：神清，混合性失语，时间、人物、空间定向力正常。双侧瞳孔等大等圆，直径 3mm，直接、间接对光反射灵敏，双眼运动充分，未见眼震。右侧鼻唇沟浅，悬雍垂偏右，伸舌偏右。余颅神经查体未见异常。四肢肌容积、肌张力正常，右侧肢体肌力0级，左侧肌力5级。左侧共济查体稳准，右侧指鼻试验、跟膝胫试验查体不合作。右侧肢体针刺觉、深感觉减退，左侧肢体浅、深感觉未见异常。右侧腱反射活跃。双侧病理征未引出。颈软，脑膜刺激征阴性。

【言语语言病理学查体】

患者不能完全理解他人言语，伴口语表达障碍，言语减少、缓慢，呈"电报"式言语。命名及复述障碍。

【辅助检查】

血常规、尿常规、便常规、凝血、肝肾功能、离子、甲状腺功能、BNP、血清同型半胱氨酸、血沉、传染病筛查未见异常。

头颅CT检查（图29）：左侧基底节区出血；镰下疝；副鼻窦炎。

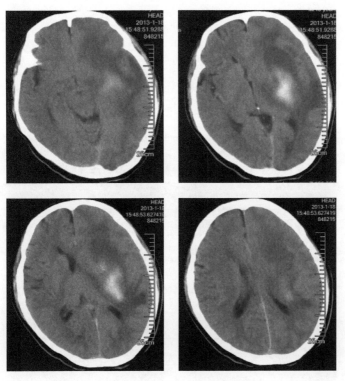

图29　头颅CT检查

TCD 检查：双侧椎动脉及基底动脉血流速度减慢。

颈部血管超声：双侧颈动脉、椎动脉、锁骨下动脉未见明显异常。

下肢血管超声：双侧下肢深静脉血流通畅；双侧下肢动脉未见明显异常。

超声心动图：目前心脏结构、功能未见明显异常。

24 小时动态血压监测：最大收缩压 153mmHg，最大舒张压 117mmHg。平均值 139/106mmHg，高于正常。

【发病机制】

患者活动中急性起病，症状迅速达峰，结合出血部位为左底节区，为高血压性脑出血常见部位，本次住院患者动态血压监测示患者 24 小时血压平均值高于正常，故考虑为高血压性脑出血。

【诊疗经过】

患者以脑出血收入院，住院后给予甘露醇脱水降颅压、补液、降压等对症支持治疗，并给予肢体及语言康复训练。患者症状好转出院。

【失语症量表检查】（表 15）

表 15　西部失语成套测验得分情况

	满分	得分
Ⅰ 自发言语		
（1）信息量	10 分	3 分
（2）流畅度、语法能力和错语	10 分	4 分
Ⅱ 听理解		
（1）是否问题	60 分	46 分
（2）听词辨认	60 分	16 分
（3）连续指令	80 分	0 分

（续）

	满分	得分
Ⅲ复述	100 分	80 分
Ⅳ命名及找词		
（1）物体命名	60 分	36 分
（2）列举	20 分	0 分
（3）语句完成	10 分	2 分
（4）回答问题	10 分	6 分
AQ = 45.0 分		

【诊断】

经皮质混合性失语症。

【失语症言语症状分析及康复方案】

一、言语症状

1. 听理解

该患者在听理解部分得分较低，其中是否问答得分为 46（46/60），单词听理解为 16 分（16/60），执行指令不能完成，得分为 0。

患者存在较严重的听理解障碍，得分为 3.1（3.1/10）。

2. 口语表达

患者自发性言语水平较差，得分为 7（7/20），可有单个字的表达，呈电报式言语，得分为 4（4/10），信息表达内容较少，仅为 3 分（3/10）。

在复述方面，患者可以较好地完成单字及词语的复述，但句子水平稍差，得分为 80（80/100）。命名方面，患者可完成部分词语的命名，得分为 36（36/60），列举不能完成，语句完成也较差，得分为 2（2/10），而反应性命名相对语句完成较好，得分为 6（6/10）。

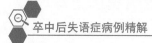

患者整体命名能力较差，得分为4.4(4.4/10)。

患者在口语表达方面，除了复述有所保留外（8/10），其余功能都有较重的损伤。

3. 阅读

在阅读方面，患者无法完成图字匹配、笔画辨别、字结构听辨、叙述字结构，得分为0，保留较好的项目为听字指字，得分为3(3/4)，其余项目语句理解得分为4(4/40)，文字指令得分为3(3/20)，字物匹配得分为2(2/6)，字图匹配得分为2(2/6)。

患者存在较重的阅读理解障碍（1.4/10），不管是句子水平还是单词水平的阅读任务都不能很好地完成。

4. 书写

该部分中患者仅在自动书写中得分为2(2/6)，其余项目均无法完成。患者存在严重的书写障碍（0.2/10），几乎没有保留。

二、非言语输出症状

患者可完成部分肢体动作的模仿，可独立完成对实物的使用，得分为23(23/60)。

三、言语语言相关的部分认知功能

患者的视知觉功能部分保留，得分5.2(5.2/10)，其中绘画可部分完成，得分16(16/30)，但积木组合无法完成，计算能力也存在障碍，得分12(12/24)，彩版瑞文推理测试得分24(24/37)。

四、治疗思路

该患者为经皮质混合性失语的患者，AQ值为45，波士顿失语症严重程度得分为 1 级。该患者复述水平相对保留，听理解、表达、阅读及书写均有严重障碍。根据波士顿失语症严重程度等级，可将患者的长期目标设定为能通过简单的日常交流、手势语或其他代偿方式进行沟通。

该患者的听理解能力较差（正确率为 31%），但好于阅读能力（正确率为 14%），因此，可将听理解作为对患者语言输入的主要方式，也可作为治疗的切入点及训练重点，同时配以文字的刺激，进一步提高患者的阅读理解水平。另外，患者的口语命名（正确率为 44%）要好于书写（正确率为 2%），由于患者的书写障碍较重，因此，可考虑先对患者进行简单的是否问答口语练习或代偿动作训练，初步建立一种输出模式。患者虽然保留了良好的复述能力，但经皮质混合性失语的患者不能对其复述的内容进行正确的语义理解，因此我们在利用复述训练方式的时候，应尽可能的让患者做到语义的通达，如在给予图片、文字视觉刺激的同时给予患者听觉刺激，要求患者进行复述及延迟复述。另外，还可以通过选择性问答、反应性命名、朗读等方式，加强对词语语音表征及词汇概念的再储存，来进一步提高口语表达能力。

训练实例：

（1） ip&w&v = 苹果 > ov;

【即给予患者图片（pictures）、文字（writing）及语音（verbal）形式的刺激（input），嘱患者完成相应口语（verbal）的产出（outcome）。】

ip&w&v = 苹果 > ov，d，ip&w = 苹果 > om;

【即患者成功完成既定任务（done），则给予患者图片（pictures）、文字（writing）形式的刺激（input），嘱患者完成相应口语（verbal）的产出（outcome）。】

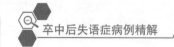

ip&w&v = 苹果 > ov，d，ip&w = 苹果 > om，f，c = 苹果 v；

【即患者无法成功完成既定口语延迟复述任务（fail），则给予语音（verbal）提示（cue）。】

（2）iv&p = 苹果 > om；

【即给予患者语音（verbal）及图片（pictures）形式的刺激（input），嘱患者完成相应匹配功能（matching）的产出（outcome）。】

iv&p = 苹果 > om，f，c = 苹果 g；

【即患者无法成功完成既定任务（fail），则给予实物（goods）提示（cue）。】

iv&g = 苹果 > om，d，iw = 苹果 > om；

【即患者成功完成既定任务（done），则给予患者文字（writing）形式的刺激（input），嘱患者完成相应匹配功能（matching）的产出（outcome）。】

iv&g = 苹果 > om，d，iw = 苹果 > om，f，c = 苹果 g；

【即患者无法成功完成匹配任务（fail），则给予实物（goods）提示（cue）。】

（3）ip&w = 苹果 > ov；

【即给予患者图片（pictures）及文字（writing）形式的刺激（input），嘱患者完成相应口语（verbal）的产出（outcome）。】

ip&w = 苹果 > ov，f，c = 苹果 v；

【即患者无法成功完成既定口语命名任务（fail），则给予语音（verbal）提示（cue）。】

五、诊疗延伸

1. 在听理解评定中，执行指令、听词辨认都需要非言语水平的输出，如果该输出方式存在障碍，也会影响上述两项的评定结果。但是从患者的非言语输出评定结果来看，患者不存在肢体失用，因此，更多地考虑患者无法完成执行指令及听词辨认结果较差主要与患者本身的听理解障碍有关。而患者的是否问答正确率（76%）高于单词水平（26%）听理解的正确率，应考虑患者的是否问答结果中是否存在假阴性的可能。另外，是否问答为单纯的听觉输入，而单词水平的听词辨认还需要视觉输入，包括实物和图片，因此单词水平的听理解较句子水平的听理解差，是与形状、颜色、方位等词语的语义理解下降有关，还是由于患者对图片的视知觉下降（言语语言相关部分认知功能正确率52%）导致的，应进一步判断。

2. 患者在空间感知方面损伤严重（积木组合无法完成），该障碍可影响患者的构字水平，因此书写训练应在改善患者空间结构的基础上进行。由于患者的书写障碍较重，因此可选择口语的表达作为输出方式，但当患者进步较慢或无法建立语言的输出模式时，可对患者加强阅读、手势、交流板或其他方式的代偿训练。

3. 患者左右大脑的皮质商指数较低，可配合部分思维训练，提高大脑的整体认知功能。

专家点评

经皮质混合性失语（mixed transcortical aphasia，MTA）属于广泛的边缘带失语，病灶常位于优势半球前后分水岭区，累及额颞顶大面积皮层区域。

在言语症状的特征方面，与完全性失语相似，均属于非流畅性失语，自发语困难，听理解严重障碍，命名、书面语言的阅读理解

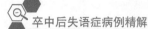

和书写有障碍，二者不同的是，经皮质混合性失语由于 Broca 区、Wernicke 区及其间的弓状纤维束并未受损，因此复述能力相对较好，而且序列言语常常保留。因此，言语检查时，要让患者数数和唱歌，如有保留，可以作为训练的切入点。

根据该患者听理解较好（8.75/10），电报式言语较多，流畅性相对较差，长句表达能力较弱等症状表现，可推荐患者使用音乐治疗中旋律发音治疗（melodic intonation therapy，MIT）的方法，针对患者长句表达欠流畅的特点进行引导训练。具体方法可将语言交流中常见的高频词汇和患者日常用语相结合，组成 7 ~ 10 字句或以上的短句，在治疗师的伴奏下，用旋律或和声的方式引导患者边打节拍边吟唱出来。如 3 3 ｜ 2 - ｜ 3 2 ｜ 3 2 ｜ 3 1 ｜ 这条旋律线模拟"今天是二月二十八号"九字句。在吟唱目标语言的同时，注意引导患者边唱边打拍子（tapping），增强患侧本体感觉和节奏引导作用。

鉴于患者执行指令稍差的表现，可让患者在演唱熟悉歌曲的同时，在治疗师引导下演奏旋律或根音，练习在同一时间内执行多重音乐任务（唱＋奏）的能力。这种音乐执行功能训练（musical executive functional training，MEFT）在熟练完成其中一项任务之后可以增加任务难度，如背诵演唱加演奏，提升患者的记忆力和注意力。

点评专家：中国康复研究中心　宋鲁平

2 脑梗死致经皮质混合性失语

病历摘要

患者女性，59 岁，主诉发作性右侧肢体无力 1 个月，言语不清 10 余天。

【现病史】

患者于 1 个月前上厕所时突发右侧肢体无力，家人发现后送至当地医院，行头颅 CT 检查未见明显低密度区，给予对症支持治疗（具体不详），症状持续 1 日后完全缓解。10 余天前无明显诱因突发言语不利、理解力下降，表现为他人说话难以理解，不能正确表达自己意愿。行头颅 CT 检查示"左侧顶叶及分水岭区梗死"。

【既往史、个人史及家族史】

高血压病史 9 年，最高 180/100mmHg，规律服药，具体不详，血压控制约 140/90mmHg；糖尿病病史 9 年，规律应用格华止三餐前 250mg、胰岛素注射液 10IU 早晚餐前治疗，空腹血糖控制在 8mmol/L；冠心病病史 9 年，规律应用单硝酸异山梨酯缓释片 40mg qd；高脂血症 10 年，规律服用阿托伐他汀 10mg qn。否认过敏史，否认吸烟、饮酒史。

【入院查体】

右利手。右侧卧位血压 122/66mmHg，心率 78 次/分。心、肺、腹查体未见明显异常。神经系统查体：神清，语言表达不流利，高

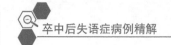

级皮层功能查体不合作。双侧瞳孔等大等圆，直径 2.5mm，对光反射灵敏。右侧中枢性面舌瘫。右侧软腭上抬减弱，悬雍垂偏左，右侧咽反射减弱。余颅神经查体未见异常。右侧肢体肌力 5⁻ 级，左侧肢体肌力 5 级，双侧肢体肌张力正常。右侧指鼻欠稳准，左侧肢体共济查体稳准。右侧偏身针刺觉减退。四肢腱反射活跃。病理征未引出。颈无抵抗，脑膜刺激征阴性。

【言语语言病理学查体】

患者不能完全理解他人言语，伴语言产生障碍，言语减少、缓慢，呈"电报"式言语。

【辅助检查】

血常规、尿常规、便常规、凝血、肝肾功能、离子、BNP、血清同型半胱氨酸、抗链球菌溶血素"O"试验、类风湿因子、免疫全套、传染病筛查未见异常。

糖化血红蛋白：8.4%↑。

血沉：38mm/60min↑。

血栓弹力图：ADP 69.1%，AA 100%

甲状腺功能：甲状腺素 57.52nmol/L↓、超敏促甲状腺激素 10.105μIU/ml↑、甲状腺过氧化物酶抗体 636.31IU/ml↑、甲状腺球蛋白抗体 565.87IU/ml↑。

头核磁（图 30）：左颞顶枕、左额及左侧室旁异常信号影；缺血性改变，伴出血渗出可能性大。

MRA 检查（图 31）：右侧颈内动脉虹吸段粗细不均，局部略隆起，左侧颈内动脉未显示，左侧大脑前动脉、中动脉、大脑后动脉显示略细浅淡，可见不规则狭窄，左侧椎动脉略细，右侧椎动脉可见节段性狭窄。

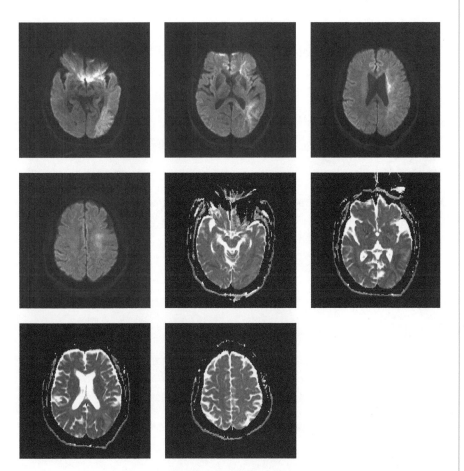

图 30　头核磁检查

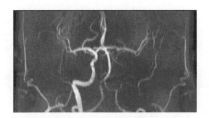

图 31　MRA 检查

TCD 检查：双侧颞窗、眼窗信号欠佳，未探及双侧大脑中动脉、大脑前动脉、大脑后动脉；左侧颈内动脉重度狭窄或闭塞；右侧颈内动脉虹吸部狭窄待除外；TCD 增强试验阴性；TCD 微栓子监测阴性。

弓上 CTA 检查：左侧 ICA 闭塞。

颈部血管超声：双侧颈动脉斑块形成；左侧颈内动脉闭塞；右侧锁骨下动脉起始处内 - 中膜增厚。

主动脉弓超声：主动脉弓、降主动脉近段血流通畅。

下肢静脉超声：右侧胫后静脉上段血栓形成；双侧小腿肌间静脉血栓形成。

超声心动图：主动脉瓣少量反流；左室舒张功能减低。

心电图：窦性心律。

腹部超声：脂肪肝。

【发病机制】

患者为中年女性，存在高血压、糖尿病、高脂血症等动脉粥样硬化危险因素，颈部血管超声可见双侧颈动脉多发斑块形成，心脏评价未找到心源性栓塞证据，故病因考虑大动脉粥样硬化性。发病机制考虑低灌/栓子清除率下降可能性大。

【诊疗经过】

患者以脑梗死收入院，入院时超出溶栓治疗窗，未给予溶栓治疗。住院后给予阿司匹林、氯吡格雷双联抗血小板聚集，阿托伐他汀降脂稳定斑块，降糖，改善脑部循环，抗下肢静脉血栓形成等治疗。患者存在言语及肢体功能障碍,住院后给予语言及肢体功能康复。

【失语症量表检查】（表 16）

表 16　西部失语成套测验得分情况

	满分	得分
Ⅰ自发言语		
（1）信息量	10 分	4 分
（2）流畅度、语法能力和错语	10 分	4 分

（续）

	满分	得分
Ⅱ 听理解		
（1）是否问题	60 分	30 分
（2）听词辨认	60 分	42 分
（3）连续指令	80 分	6 分
Ⅲ 复述	100 分	56 分
Ⅳ 命名及找词		
（1）物体命名	60 分	15 分
（2）列举	20 分	0 分
（3）语句完成	10 分	6 分
（4）回答问题	10 分	2 分
AQ = 39.6 分		

【诊断】

经皮质混合性失语症。

【失语症言语症状分析及康复方案】

一、言语症状

1. 听理解

患者听理解得分为 78（78/200），其中是否问答得分为 30（30/60），单词听理解稍好于句子水平听理解，得分为 42（42/60），执行指令仅得 6 分（6/80）。

患者听理解存在严重障碍，换算后得分为 3.9（3.9/10）。

2. 口语表达

患者存在非流畅性自发性言语，可有电报式言语，得分为 4（4/10），但信息量较少，得分为 4（4/10）。整体该项得分为 8（8/20），损害严重。

在命名方面，患者存在严重障碍，得分 23(23/100)，其中呼名得分为 15(15/60)，列名无法完成，语句完成相对好，得分为 6(6/10)，应答较差，得分为 2(2/10)。与命名相比，患者复述的保留相对好，字、词的复述要好于句子的复述，得分为 56(56/100)。

3. 阅读

患者保存了部分文字阅读的能力，其中语句理解得分为 6(6/40)，文字指令得分为 6(6/20)，字物匹配、字图匹配及听字指字为满分，图字匹配也较好，得 4 分 (4/6)，笔画辨别得 3 分 (3/6)，字结构听辨与叙述字结构无法完成。

患者的阅读能力同样存在严重障碍，得分为 3.5(3.5/10)。

4. 书写

该部分中患者的自动书写得分为 2 (2/6)，听写得分为 3(3/10)，视物听写得分为 4(4/12)，笔画数字听写得分为 3(3/7.5)，抄写的得分为 3.5(3.5/10)。其中保留最好的为序列书写，得满分 22.5，完成最差的是情景画书写，得 0 分。

患者的书写总得分为 3.8(3.8/10)，同样存在严重障碍。

二、非言语输出症状

两侧肢体都可完成部分模仿，可独立完成对实物的使用，其中左手运用得分 5.8(5.8/10)，较右侧好，右侧运用得分为 2(2/10)，考虑这可能与右侧为患者的患侧，肢体肌肉运动较差有关。

该项完成度较低，也与患者存在严重的听理解障碍有关。

三、言语语言相关的部分认知功能

患者的视知觉功能保留较好，得分 7.7(7.7/10)，绘画与积木组合都得到了满分，计算稍差，得分为 20（20/24），彩版瑞文推理得分相对则较低，得分 18（18/37），损伤相对严重。

四、治疗思路

该患者为经皮质混合性失语的患者，AQ 值为 39.6，波士顿失语症严重程度为 1 级，可将患者的长期目标设定为能通过简单的日常交流、手势语或其他代偿方式进行沟通。患者的听理解（正确率 39%）与阅读（正确率 35%）损伤程度相近，都存在严重障碍，其口语表达（正确率 23%）略差于书写（正确率 38%），复述水平相对好（正确率 56%），因此，要形成完整的信息输入与输出链，可重点训练其听理解、阅读理解和书写，必要时进行手势及交流板的代偿应用。

对患者进行听理解训练时，可提供多通道的输入途径，在给予患者语音的同时，给予患者文字、图片甚至是实物的刺激，以高频词训练为主，从名词到动词，从实词到虚词，从词语到句子，数量也从少到多。在进行句子水平的训练时，还要考虑听觉记忆及语法结构的训练。另外患者单词水平的文字阅读较好，图字匹配稍差（正确率 67%），说明患者从形到义的输出较好，而从义到形的输出较差，所以在训练患者文字阅读的时候也要重视图字的匹配，其难度可稍低于字图匹配，逐渐扩大词语的范围。患者的书写能力有所保留，在进行阅读训练的同时，应进行文字的书写训练。虽然患者口语表达存在严重障碍，但亦可进行部分的表达训练，最大限度地挖掘患者的残存能力，在不能进行口语表达时，可利用书写或手势语交流。

训练实例：

（1）iv&p&w ＝ 门 ＞ om；

【即给予患者语音（verbal）及图片（pictures）文字（writing）

形式的刺激（input），嘱患者完成相应匹配功能（matching）的产出（outcome）。】

iv& p&w = 门 > om，d，> ow；

【即患者成功完成既定任务（done），则给予书写任务（writing）。】

iv& p&w = 门 > om；f，c = 门 g；

【即患者无法成功完成既定任务（fail），则给予实物（goods）提示（cue）。】

（2）iv&p = 杯子 > om；

【即给予患者语音（verbal）及图片（pictures）形式的刺激（input），嘱患者完成相应匹配功能（matching）的产出（outcome）。】

iv& p = 杯子 > om，d，> ow；

【即患者成功完成既定任务（done），则给予书写任务（writing）。】

iv& p&w = 杯子 > om；f，c = 杯子 g；

【即患者无法成功完成既定任务（fail），则给予文字（writing）提示（cue）。】

（3）i p& w = 眼镜 > om；

【即给予患者图片（pictures）及文字（writing）形式的刺激（input），嘱患者完成相应匹配功能（matching）的产出（outcome）。】

ip& w = 眼镜 > om，d，> ow；

【即患者成功完成既定任务（done），则给予口语任务（verbal）。】

ip& w = 眼镜 > om；f，c = 眼镜 v；

【即患者无法成功完成既定任务（fail），则给予语音（verbal）提示（cue）。】

五、诊疗延伸

1. 在听理解评定中，患者单词水平的听理解（正确率70%）要高于是否问答（正确率50%）及执行功能（正确率7.2%），即词语水平好于句子水平，由此可进一步分析患者句子理解相对差的原因，并针对性地进行训练。①在WAB的评定中，单词水平的听理解只涉及了名词，未涉及动词、形容词等其他词汇，而句子水平的听理解，尤其是执行指令，更多涉及了动词的听感知，应考虑句子水平的听理解相对较差是否与动词的听理解能力下降有关。②与单词相比，在听理解句子的过程中，还涉及听觉记忆及句法结构的感知。当患者听觉记忆下降时，会由于不能完整的记忆句子结构而导致无法对句子进行整体分析。患者记忆句法结构出现障碍时，会无法理解句子的整体含义。而该评定中，患者在视觉输入时的句子理解也较差，这可能也与患者存在语法障碍有关。所以应选择关于听觉记忆及句法结构的单项测试进一步判断患者句子听理解较差的原因。③在这三项听理解评定中，都需要患者言语或非言语的输出进行内部语言的表达。其中是否问答需要患者的言语输出，而该患者的口语表达较差（正确率为23%），表现为少量的电报式言语，信息量有限，同时也不会用手势、摇头、点头或眨眼等方式表达。单词的听理解评定中，需要患者用手指认图片。执行指令中，不仅需要患者进行肢体的运用，也同时涉及动作的形成。由此来看，单词听理解评定中对于患者输出的方式要求最低，执行指令相对复杂，再结合患者的非言语输出评定，可以看出患者存在运动性失用，所以应考虑输出模式对评定结果的影响。

2. 患者的思维水平较差，失语商值较低，可配合部分思维训

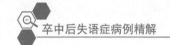

练，提高大脑的整体认知功能。

专家点评

　　失语是脑血管疾病患者常见的临床表现，也是言语障碍重要的组成部分。这是一例中年女性患者，既往有高血压、糖尿病、高脂血症等代谢性疾病病史，此次以急性缺血性脑血管病起病，出现了语言功能受损为主，同时伴有右侧偏瘫及偏身感觉障碍的症状。头颅影像学显示较大范围的左侧半球为主的分水岭区梗死，而血管检查也证实了相应区域的病变。语言相关的症状及检查提示多个领域的语言功能严重受损，包括口语表达、听理解、阅读、书写等方面。另外，该病例对于非言语输出症状、言语语言相关的部分认知功能也进行了检查和分析。更可贵的是，在针对脑血管病进行规范治疗的同时，对语言功能也进行针对性的康复训练治疗。

　　脑动脉中，大脑前动脉（ACA）、大脑中动脉（MCA）和大脑后动脉（PCA）的交界处毛细血管吻合网往往呈带状分布，称为分水岭、边缘带或低压带，分水岭区域的血供有其自有的优势，也有相应的劣势。由于分水岭区的血供由 ACA、MCA、和 PCA 皮质支的末梢分支提供，其遍布大脑半球表面，形成广泛软脑膜血管网。由软脑膜血管网发出皮质动脉和髓质动脉，传入皮质，髓质动脉还到达皮质下髓质。当脑血流灌注压过低或脑血流减少时，脑内相邻动脉供血区之间的边缘带易发生缺血性损害，导致分水岭区脑梗死。根据脑内血液循环分布特点，脑分水岭区梗死分为皮质型梗死和皮质下型梗死两类。

　　在经典的失语症分型中，分水岭区失语综合征包括了经皮质运动性失语、经皮质感觉性失语和经皮质混合性失语。这类失语症患

笔记

者因病变未累及语言区听理解－发音转移系统，联系弓状纤维也完整无损，因此复述功能相对较好。经皮层混合性失语症患者的口语理解会出现严重缺陷，命名功能也会有严重障碍；阅读方面，朗读有缺陷，阅读理解也有缺陷，另外书写也会有缺陷。经皮层性混合性失语多在优势半球分水岭区域出现大片病灶，常有偏瘫、偏身感觉障碍及同位偏盲的症状，这类患者预后较差。这一例患者病变部位主要位于分水岭区，临床上出现了多个领域的语言功能障碍，比较支持经皮层混合性失语的诊断。但是该患者语言复述功能也有相对严重的障碍，这是它不典型的方面。

点评专家：北京大学第一医院　孙永安

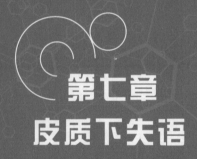

第七章
皮质下失语

1 脑梗死致运动性失语

📋 病历摘要

患者男性，40岁，初中文化，农民，主因"头晕12天，言语不利、右侧肢体活动不利7天"就诊。

患者于入院12天前出现头晕（具体性质不详），我院急诊行头颅CT检查示脑腔隙灶，给予改善循环等输液治疗，未见明显好转。7天前于安静时出现言语不利、右侧肢体活动不利，表现为不能进行口语表达，可听懂他人言语，右下肢行走拖曳，右上肢持物费

笔记

力，伴小便失禁、饮水呛咳、恶心，无意识障碍、视物模糊等，急诊查头颅 MRI 示急性期脑梗死，给予阿司匹林抗血小板聚集、阿托伐他汀降脂及改善循环等治疗，患者症状略好转。

【既往史、个人史及家族史】

既往有脑梗死病史 3 年，未遗留神经系统后遗症。高血压病史 6 年，最高 160/120mmHg，未规律服用降压药，平素血压 150/100mmHg。2 型糖尿病病史 6 年，最高血糖不详，未规律服用降糖药，平素空腹血糖约 7mmol/L，餐后血糖约 10mmol/L。否认冠心病等心脏病，无烟、酒嗜好，否认药物过敏史。无脑血管疾病及相关危险因素家族史。

【入院查体】

卧位血压：右侧 151/92mmHg，左侧 153/102mmHg，心率 68 次/分，体温 36.8℃，呼吸 18 次/分。内科查体未见异常。神清，右利手，运动性失语，指令性动作可部分配合，余高级皮层功能查体无法配合。双侧瞳孔等大等圆，直径 3mm，双侧瞳孔直接及间接对光反射灵敏，眼球各向运动充分，未见眼震。双侧面部针刺觉对称，双侧咀嚼对称有力。双侧额纹对称，右侧鼻唇沟浅，闭目有力，示齿口角左偏。双侧软腭上抬有力，双侧咽反射存在。双侧转颈、耸肩有力，伸舌居中，未见舌肌纤颤。四肢肌容积正常，四肢肌力 5 级，肌张力正常。双侧指鼻、跟膝胫试验欠稳准，快速轮替试验笨拙，闭目难立征不能合作。左侧肢体针刺觉及音叉振动觉减退。四肢腱反射对称引出。双侧掌颏反射阳性。左侧 Hoffmann 征阳性，左侧巴氏征阳性，右侧巴氏征阴性。颈软，脑膜刺激征阴性。

【言语语言病理学查体】

非流利性口语，语量明显减少，无自发言语，听理解能力相对保留，能部分完成指令性动作，复述及命名差。

【影像学检查及辅助检查】

头颅 MRI 检查（图 32）：左侧基底节区超急性脑梗死，脑桥、双侧半卵圆中心斑块状缺血性白质改变，双侧基底节区腔隙灶，双侧小脑半球梗死灶。MRA 检查：双侧大脑后动脉环池段以远管腔信号显示不均，右侧大脑后动脉管腔局部狭窄。

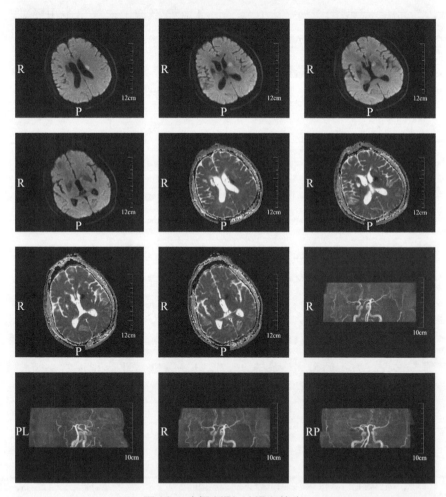

图 32　头颅 MRI、MRA 检查

注：MRI 示左侧基底节区片状 DWI 高信号影，边界模糊，相应部分 ADC 值降低。MRA 示双侧大脑后动脉环池段信号显示不均，右侧大脑后动脉管腔局部可见狭窄（患者头动伪迹显著）。

24 小时动态心电图：窦性心律，偶发室性期前收缩（室早总数 14）。

弓上 CTA 检查（图 33）：左侧颈总动脉与无名动脉共干，双侧颈动脉多处管壁增厚，双侧颈内动脉虹吸部管壁斑点状钙化，局部管腔稍窄，右侧椎动脉 V1 段粗细欠均匀，V4 段管壁钙化斑。

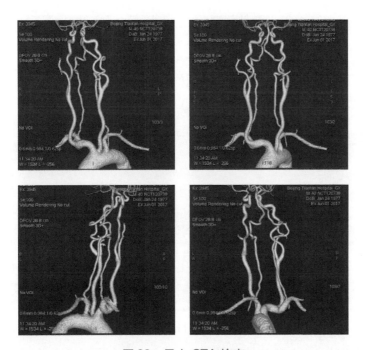

图 33 弓上 CTA 检查

血常规、肝肾功能、尿常规、便常规、乙肝五项、肿瘤标志物、糖化血红蛋白、免疫筛查、心磷脂抗体未见异常。

血脂：总胆固醇 3mmol/L、高密度脂蛋白 1.07mmol/L、低密度脂蛋白 1.52mmol/L。

血清同型半胱氨酸：15.8μmol/L。

凝血常规：D-二聚体 0.1μg/ml、凝血酶原时间 12s、国际标准化比值 1.09、部分凝血活酶时间 30.2s、纤维蛋白原 2.25g/L、凝血酶时间 16.5s。

TCD：颈部及颅内血管超声大致正常。发泡试验阴性。微栓子监测阴性。

超声心动图：左室舒张功能减低。

主动脉弓血管超声：升主动脉远段、主动脉弓、降主动脉近段血流通畅。

颈部血管超声：双侧颈动脉内膜稍增厚，右侧锁骨下动脉斑块形成。

下肢静脉超声：双下肢深静脉血流通畅。

下肢动脉超声：双侧下肢动脉斑块形成。

双肾动脉超声：双肾动脉血流未见明显异常。

【发病机制】

患者为中年男性，急性起病，存在神经功能缺损症状体征且持续不缓解，结合头颅 MRI 检查示左侧基底节区超急性脑梗死，故脑梗死诊断明确。患者既往有高血压、2 型糖尿病等动脉硬化性危险因素，血管相关检查提示颈动脉及下肢动脉有动脉硬化斑块形成，故病因考虑动脉粥样硬化性可能性大。病灶位于穿支动脉供血区，发病机制考虑动脉粥样硬化性穿支病变。但患者为青年卒中，反复发生脑梗死、认知功能障碍，不除外 CADASIL、CARASIL 等遗传性小血管病，可进一步完善基因检测以明确。

【失语症量表检查】（表 17）

表 17　西部失语成套测验得分情况（入院第 2 天）

	满分	得分
Ⅰ自发言语		
（1）信息量	10 分	1 分
（2）流畅度、语法能力和错语	10 分	1 分

（续）

	满分	得分
Ⅱ听理解		
（1）是否问题	60分	54分
（2）听词辨认	60分	40分
（3）连续指令	80分	48分
Ⅲ复述	100分	1分
Ⅳ命名及找词		
（1）物体命名	60分	1分
（2）列举	20分	0分
（3）语句完成	10分	0分
（4）回答问题	10分	0分
AQ = 18.6分		

【诊断】

运动性失语症，波士顿失语症严重程度分级：1级。

【失语症言语症状分析及康复方案】

一、言语症状

1. 听理解

患者听理解得分为142（142/200），其中是否问答得分为54（54/60），单词听理解得分为40（40/60），执行指令仅得48分（48/80）。

患者保留了部分听理解能力，得分为7.1（7.1/10）。

2. 口语表达

患者表现为非流畅性言语，得分为1（1/10），信息量偏少，仅能回答自己的姓，得分为1（1/10）。该项整体得分为2（2/20），损

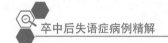

害严重。

在表达方面，患者存在严重障碍，仅在复述及物体命名中各得1分，其余均无法完成。

3. 阅读

阅读方面，语句理解尚可，得分为20(20/40)，文字指令得分为8(8/20)，字物匹配、字图匹配、图字匹配及听字指字得分均为满分6分，笔画辨别得分为5(5/6)，字结构听辨得分为1(1/6)，叙述字结构无法完成。

患者保留了部分的阅读能力，得分为5.2(5.2/10)，属于中度阅读障碍。

4. 书写

在自动书写中，患者得分为2(2/6)，情景画书写、听写，视物听写无法完成，序列书写得分为18(18/22.5)，笔画、数字听写得分为4(4/7.5)，抄写得分为6(6/10)。

患者存在偏重度的书写障碍，得分为3(3/10)。

二、非言语输出症状

患者得分为6(6/10)，可正确使用物品完成部分的指令动作，但象征性动作偏差。患者存在运动性失用。

三、言语语言相关的部分认知功能

可完成部分的绘画任务，得分20(20/30)，积木组合偏差，得分为3(3/9)，计算能力相对较好，得分为18(18/24)。彩版瑞文检查得分为20(20/37)。

患者在言语语言相关认知功能中，存在中度功能障碍，得分为

6. 1（6. 1/10）。

四、治疗思路

该患者为皮质下失语患者，表现为典型的运动性失语，AQ 值为 18. 6，波士顿失语症严重程度为 1 级。该评定是在患者发病早期进行的，此时可暂不设长期目标。从目前的临床表现来看，在言语的输入方面，患者听理解保留相对较好（正确率 71%），阅读相对稍差（正确率 52%）。输出方面，口语损害严重，几乎无法进行表达，存在部分书写能力（正确率 30%）。此时可以改善患者的口语表达为重点，同时进行听理解、阅读理解及书写的训练。

该患者为非流畅性言语，语量减少，口唇、舌体的灵活性及控制性偏差，在患者患病最初期，可直接、针对性地给予患者构音训练，在改善下颌、口唇及舌体灵活性及控制性的基础上，进行复述练习，从单音节到多音节，从高频词到低频词。在复述的过程中，可给予患者图片及文字刺激，加强患者的听理解能力及阅读理解能力，同时还可进行文字的抄写。当训练一段时间后，再次对患者进行评定，根据评定结果做进一步判断，列出长期目标，考虑是否更改治疗计划及治疗重点等。

训练实例：

（1）iv& w = 妈妈 > ov；

【即给予患者语音（verbal）、文字（writing）形式的刺激（input），嘱患者完成相应语音（verbal）的产出（outcome）。】

（2）iv&p& w = 门 > ov；

【即给予患者语音（verbal）、图片（pictures）及文字（writing）形式的刺激（input），嘱患者完成相应语音（verbal）的产出（outcome）。】

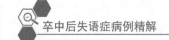
iv&p& w = 门 > ov, d, > ow;

【即患者成功完成既定任务（done），则给予书写任务（writing）。】

iv&p& w = 门 > ov; f, c = 妈妈 v;

【即患者无法成功完成既定任务（fail），则再次给予语音（verbal）提示（cue）。】

(3) iv&p = 毛衣 > om;

【即给予患者语音（verbal）、图片（pictures）形式的刺激（input），嘱患者完成相应匹配功能（matching）的产出（outcome）。】

iv&p = 毛衣 > om, f, c = 毛衣 g;

【即患者无法成功完成既定任务（fail），则给予实物（goods）提示（cue）。】

iv&p& w = 毛衣 > om, d, iw = 毛衣 > om;

【即患者成功完成既定任务（done），则给予患者文字（writing）形式的刺激（input），嘱患者完成相应匹配功能（matching）的产出（outcome）。】

iv&p& w = 毛衣 > om, d, iw = 毛衣 > om;

【即患者无法成功完成既定任务（fail），则再次给予语音（verbal）提示（cue）。】

五、诊疗延伸

1. 在 WAB 的评定中，单词水平的听理解只涉及了名词，未涉及动词、形容词等其他词汇，是否问答中所涉及的语法结构也较简单，执行指令中最多只到二步指令。因此，在对患者的训练中，应进一步考察患者对于动词的听理解能力，较复杂语法结构的句子理

笔记

解及听觉记忆是否下降，并针对性地进行训练。

2. 患者存在运动性失用及其他认知障碍，在进行失语症训练的同时应进行认知的康复治疗，提高患者大脑的整体功能。

专家点评

失语症根据临床表现可分为典型的失语症与非典型的失语症；也有些学者按照损伤部位分为皮质性失语和皮质下失语；根据言语流利的程度、状况把失语症分为流畅性（fluent）和非流畅性（non－fluent）失语。其中，皮质下失语症是由各种原因引起的皮质下结构，如纹状体内囊区、丘脑、脑室周围白质及放射冠区的局限性病变所致。皮质下失语可表现为多种失语症类型，即皮质下失语症可以变现为 8 种类型失语症的任何一种，且其语言障碍的程度也因损伤部位等因素而变化很大。根据病变部位，皮质下失语症可分为如下 4 类：①内囊纹状体失语（也称基底核性失语）：主要表现为语音障碍，自发性言语欠流利，但复述相对保留；②丘脑性失语：主要表现为急性期多缄默、音量小、声调低、发音尚清晰，言语尚流畅，自发性语言输出减少；错语较多见，尤其是动词性错语，命名时突出；常伴较严重的命名障碍；听理解能力受损，能理解单词及简单句，有不同程度的书写障碍；复述相对保留。③脑室周围白质失语：其临床表现与纹状体内囊性失语相似，对长句的理解较好，主要为语言的产生受到影响。④小脑失语（认为右侧小脑参与非运动性语言过程）。其可能机制有神经机能联系失能，皮层语言区低代谢及低灌注，皮质下结构损伤等学说有关。不管从临床实践还是科研方面来看，皮质下失语依然有很多内容需要我们去探讨。

本患者为皮层下结构（脑室周围）受损引起的典型的皮质下失

笔记

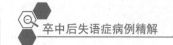

语症患者，主要表现为非流利性口语，语量明显减少，听理解能力相对保留，能部分完成指令性动作，复述及命名差，AQ 值为 18.6，波士顿失语症严重程度为 1 级。失语的早期诊断尤其重要，除了卒中早期诊断的常规检查如脑部影像学外，还需要进行一些其他的特殊检测，如：

1. 向患者及家属了解发病前言语功能水平。

2. 探索患者言语功能的强项与弱项，进行语言评估。

①语言表达：物体命名、流利性与自发语言内容（图片描述、讲故事）；②语言接受：单词及语句的理解，包括问话与命令；③重复工作：利用语句与无意义单字或词语来检查音韵与语言记忆；④读与写。

3. 评估运动性语言能力（如失用或构音障碍的证据）。

4. 其他认知功能的评估（如记忆力、注意力、执行功能等）。

5. 筛查抑郁。

我们不仅要重视失语症的全面评估，还要重视认知功能评定，包括总体认知、记忆、语言、执行和视空间结构能力等认知域。

点评专家：首都医科大学附属北京朝阳医院　袁俊亮

2 脑梗死致完全性失语

病历摘要

患者男性，61 岁，初中文化，主因"右侧肢体无力伴言语不清 3 天"就诊。

患者于入院 3 天前中午独自外出回家后休息中突发右侧肢体无力，伴言语不清，并伴有可疑头痛、头晕、一过性黑蒙。下午家属回家后发现患者右侧肢体无力，但能扶墙行走，语言理解表达均存在障碍，饮水偶尔呛咳。当日晚间来我院急诊，给予抗血小板（阿司匹林 100mg）、改善循环等治疗，病情未见明显改善，右侧肢体无力症状逐渐加重，不能抬起，为进一步治疗收入院。

既往有高血压病史 10 年，血压最高 170/100mmHg，规律服用硝苯地平控释片治疗，未监测血压。否认心脏病、糖尿病等病史。吸烟史 40 年，20 支/天，未戒。饮酒史 20 年，已戒 10 年。否认药物过敏史。无脑血管疾病及相关危险因素家族史。

【入院查体】

卧位血压右侧 160/78mmHg，左侧 155/80mmHg。心率 80 次/分，体温 37.0℃，呼吸 20 次/分。内科查体未见异常。神清，右利手，完全性失语，高级皮层功能查体无法配合。双侧瞳孔等大等圆，直径 3mm，双侧瞳孔直接及间接对光反射灵敏，双侧额纹对称，右侧鼻唇沟浅，闭目有力，余颅神经查体不合作。四肢肌容积正常，右侧肢体肌力 1 级，肌张力偏高，左侧肢体肌力 5 级，肌张力正常。

笔记

共济运动及感觉查体不合作。四肢腱反射对称引出。右侧巴氏征阳性。颈部各血管听诊区未闻及杂音。

【言语语言病理学查体】

患者口语表达严重障碍，偶可发出单音节或单字，听理解功能严重受损，不能配合指令完成动作，不能听懂家属问话，复述、命名、书写不能，与外界难以交流。

【影像学检查及辅助检查】

头颅 MRI 检查：左侧额顶叶皮层下、左侧放射冠、左侧脑室旁异常信号；亚急性期脑梗死，脑内多发斑块样缺血梗死灶、脱髓鞘改变，老年性脑改变。MRA 检查：左侧颈内动脉、大脑中动脉未显示，左侧大脑前动脉 A1 段纤细，右侧颈内动脉海绵窦段粗细不均，右侧大脑中动脉未显示（图 34）。

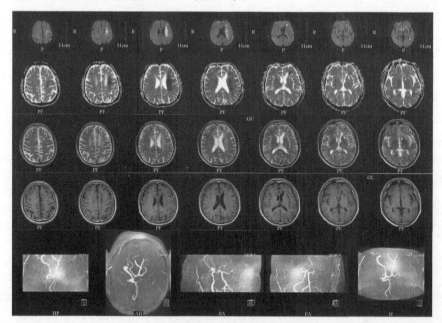

图 34　头颅 MRI、MRA 检查

注：MRI 检查示左侧额顶叶皮层下、放射冠区、左侧脑室旁片状长 T_1 长 T_2 信号影，DWI 呈高信号，ADC 呈低信号。MRA 检查示左侧颈内动脉、双侧大脑中动脉未显示。

下肢动脉超声：双侧下肢动脉多发斑块形成，双侧股浅动脉近中段闭塞。

生化：甘油三酯1.72mmol/L、总胆固醇5.35mmol/L、低密度脂蛋白3.86mmol/L、载脂蛋白B 1.22g/L、血清同型半胱氨酸19.9μmol/L、钾3.36mmol/L。

颈部血管超声：双侧颈动脉斑块形成，左侧颈内动脉远端闭塞，右侧椎动脉起始处狭窄（狭窄率50%~69%），右侧锁骨下动脉起始处斑块形成。

下肢动脉超声：双侧下肢动脉多发斑块形成，双侧股浅动脉近中段闭塞。

【发病机制】

患者为中年男性，急性起病，存在神经功能缺损症状、体征，且持续不缓解，结合头颅MRI检查示左侧额顶叶皮层下、左侧放射冠、左侧脑室旁亚急性期脑梗死，故脑梗死诊断明确。患者既往有高血压、吸烟、饮酒等动脉硬化性危险因素，入院期间完善颈部血管超声，提示动脉硬化及斑块形成，故病因考虑大动脉粥样硬化性。发病机制考虑低灌注/栓子清除障碍、动脉-动脉栓塞双重机制。失语症方面，患者右利手，临床表现为完全性失语，影像学提示病灶并未累及皮层经典语言功能区，而是累及皮层下结构，考虑为与语言功能区的联系纤维受累所致。

【失语症量表检查】（表18）

表18　西部失语成套测验得分情况

	满分	得分
Ⅰ自发言语		
（1）信息量	10分	1分
（2）流畅度、语法能力和错语	10分	1分

笔记

（续）

	满分	得分
Ⅱ听理解		
（1）是否问题	60 分	20 分
（2）听词辨认	60 分	15 分
（3）连续指令	80 分	10 分
Ⅲ复述	100 分	2 分
Ⅳ命名及找词		
（1）物体命名	60 分	0 分
（2）列举	20 分	0 分
（3）语句完成	10 分	0 分
（4）回答问题	10 分	0 分
AQ = 8.9 分		

【诊断】

完全性失语症，波士顿失语症严重程度分级：1 级。

【失语症言语症状分析及康复方案】

一、言语症状

1. 听理解

患者听理解得分为 45（45/200），其中是否问答得分为 20（20/60），单词听理解得分为 15（15/60），执行指令仅得 10 分（10/80）。

患者保留了部分听理解能力，但损伤较严重，得分为 2.25（2.25/10）。

2. 口语表达

患者表现为非流畅性言语，偶可发出单音节或单字，得分为 1（1/10），仅能回答自己的姓，得分为 1（1/10）。该项整体得分为 2

（2/20），损害严重。

在表达方面，患者存在严重障碍，仅在复述中得 2 分（0.2/10），命名无法完成，得分为 0(0/10)。

3. 阅读

阅读方面，患者在字物匹配中得分为 3(3/6)，字图匹配得分为 2(2/6)，听字指字得分为 2(2/4)，均为满分 6 分，笔画辨别得分为 3(3/6)，字结构听辨得分为 1 (1/6)，其余的语句理解、文字指令、图字匹配及叙述字结构均无法完成。

患者阅读能力为重度障碍，得分为 1.1(1.1/10)。

4. 书写

患者存在重度书写障碍，得分为 0(0/10)，所有内容都不能完成。

二、非言语输出症状

患者得分为 3(3/10)，存在严重的运动性失用。可部分使用物品，模仿动作差，象征性动作无法完成。

三、言语语言相关的部分认知功能

可完成部分的绘画任务，得 1 分（1/30），积木组合无法完成，得分为 0(0/9)，计算能力相对较好，得分为 10(10/24)。彩版瑞文检查得分为 6(6/37)。

患者存在重度认知功能障碍，得分为 1.7(1.7/10)。

四、治疗思路

该患者为额顶叶梗死导致的完全性失语患者，AQ 值为 8.9，波士顿失语症严重程度为 1 级。目前患者偶可发出单音节及单字，听理解、表达、阅读及书写均存在严重障碍，非言语输出及认知功能也较差。随着患者侧支循环的建立，以上症状会有所改善，但仍考虑患者存在较重的损伤，需要通过代偿方式进行交流。

训练早期，可给予患者构音训练，提高下颌、口唇及舌体灵活性及控制性，进行简单的发音及复述训练。复述时，给予患者图片及文字的刺激，既增加了患者对听觉刺激的感知，又训练了患者的表达输出，同时也是对患者音形义的再储存。训练一段时间后，可将重点转移至听理解、手势语及其他代偿交流方式的训练上，形成完整的输入和输出链。还可与口语表达相结合，进行句子的是否问答练习。

训练实例：

（1）iv&w&p = 苹果 > om；

【即给予患者语音（verbal）、文字（writing）及图片（pictures）形式的刺激（input），嘱患者完成相应口语（verbal）的产出（outcome）。】

（2）iv&p = 苹果 > om；

【即给予患者语音（verbal）及图片（pictures）形式的刺激（input），嘱患者完成相应匹配功能（matching）的产出（outcome）。】

iv&g = 苹果 > om，f，c = 苹果 w；

【即患者无法成功完成既定任务（fail），则给予实物（goods）提示（cue）。】

iv&g = 苹果 > om，d，> oa；

【即患者成功完成既定任务（done），则给予绘画任务（action）。】

iv&g = 苹果 > om，d，> ow，f，c = 苹果 w；

【即患者无法成功完成既定书写任务（fail），则给予文字（writing）提示（cue）。】

（3）ip&w = 苹果 > om；

【即给予患者图片（pictures）及文字（writing）形式的刺激

（input），嘱患者完成相应匹配功能（matching）的产出（outcome）。】

ig&w = 苹果 > ov，f，c = 苹果 v；

【即患者无法成功完成既定任务（fail），则给予语音（verbal）提示（cue）。】

五、诊疗延伸

1. 重度失语症患者需要借助非语言的各种方式进行沟通，对患者的认知要求较高，该患者不仅在言语方面存在严重障碍，而且存在运动性失用及其他认知障碍。因此，应运用其他的认知功能评价量表对患者的认知功能做进一步评定。若患者存在严重的认知障碍，应先将认知训练作为重点，在改善认知功能的基础上进行失语症的训练，更好地帮助患者提高大脑的整体功能。

2. 在早期，随着患者的自我修复，大部分患者的临床表现会有较大改变，此时可暂不设定长期目标，只针对性的解决患者的功能障碍即可。待患者基础情况稳定后，可再次进行评定，以判断患者的预后及功能转归，纠正治疗计划及重点。

3. 该患者听理解水平较差，不能听懂家属问话，在训练中可首先与患者建立视觉理解。告知患者家属，与患者沟通时应尽量使用短句，说话语速偏慢，同时使用手势帮助患者理解。问患者问题时，应使用是否问句而不是开放式问句，用患者可以接受的方式与其交流。

4. 训练的目的是为了沟通，一方面要针对患者损伤较重的部分，最大限度地保留其残存功能，利用其残存功能进行信息的传递；另一方面要提高其损伤相对较轻部分的功能，作为治疗的切入点或部分沟通方式。两者不可忽略其一，根据不同的患者及不同的训练时期应有侧重。

专家点评

　　这是一例 61 岁的中老年男性患者，既往有高血压、吸烟及饮酒史，右利手。主要表现为言语不清伴有右侧肢体无力，发病方式表现为急性脑血管病。查体主要表现为右侧肢体力弱及病理征阳性。影像学相关检查提示左侧额顶叶大片区域亚急性期脑梗死。血管相关检查主要提示左侧颈内动脉、双侧大脑中动脉未显影。

　　该患者语言障碍主要表现为口语表达严重障碍，语言理解功能中重度障碍，命名功能完全障碍，复述功能严重障碍。另外，患者非语言输出也有障碍，还存在比较严重的语言相关认知功能障碍。该患者最终诊断为由脑梗死引起的完全性失语，完全性失语是失语中最为严重的一种类型，一般表现为听理解、阅读、语言表达、复述、命名、书写等功能严重缺陷或丧失，患者通常不能理解他人话语，谈话表现为刻板语言，仅能发单音节或完全不能表达，言语复述严重困难，甚至缄默不语。病灶常位于优势侧大脑中动脉分布区，额顶颞叶大片区域受损，患者除了语言功能完全障碍以外，常有三偏征，预后差，常对患者的生活质量造成极大影响。完全性失语康复治疗难度大，经过治疗后语言功能可在一定范围内得到恢复，其失语症类型也可有转变，结合非语言手段治疗可以提高其日常交流能力。这一例患者临床症状、体征及相关语言检查均支持完全性失语的诊断，是一例由急性脑梗死导致的完全性失语的典型病例。另外，该病例为我们展示了语言功能障碍治疗的方案设计理念及治疗延伸过程，对于临床上语言功能的康复治疗提供了极佳的案例。

点评专家：北京大学第一医院　孙永安

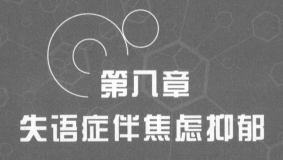

第八章
失语症伴焦虑抑郁

1 脑出血伴经皮质运动性失语致抑郁状态

病历摘要

患者男性，58 岁，主诉突发言语不利 3 天。

【现病史】

患者 3 天前打牌时突发言语不利，可理解别人说话，但语言表达不完全，伴左手持牌费力，无双下肢及右上肢无力，无头痛、呕吐、意识丧失、癫痫发作、二便失禁等。急诊血压 150/90mmHg，

笔记

头颅 CT 检查（发病约 1 小时后）示右侧基底节区脑出血。

【既往史、个人史及家族史】

脑出血病史 12 年（左侧基底节区），遗留右侧肢体力弱。否认高血压病史。吸烟史 20 余年，60 支/天，已戒 12 年。饮酒 20 余年，每天至少半斤白酒。否认食物及药物过敏史。否认家族遗传病史。

【入院查体】

右利手。右侧血压 127/75mmHg，左侧血压 138/77mmHg，心率 66 次/分。内科系统查体未见异常。神清，不能言语。双侧瞳孔等大等圆，直径 3mm，光反射灵敏，眼球各向运动充分，未见眼震。左侧鼻唇沟浅。余颅神经系统查体未见异常。左上肢肌力 4 级，左侧下肢及右侧肢体肌力 5 级。双侧跟膝胫试验稳准。感觉查体正常。四肢腱反射对称引出。双侧掌颌反射、Hoffmann 征、巴氏征均阳性。颈软，脑膜刺激征阴性。

【言语语言病理学查体】

理解他人言语，能够发音，但语言产生障碍，言语减少、缓慢，偶有词汇间或语句内缺乏连接词，能理解书面文字，朗读存在错误，复述言语欠佳。

【辅助检查】

血常规、便常规、肾功能、离子、糖化血红蛋白、BNP、血沉、传染病筛查未见异常。

尿常规：尿酮体 3mmol/L。

生化：总胆红素 28.7μmol/L↑、直接胆红素 10.2μmol/L↑、间接胆红素 18.5μmol/L↑、高密度脂蛋白 0.66mmol/L↓、载脂蛋白 A10.64g/L↓。

凝血：凝血酶原时间 13.3s↑、国际标准化比值 1.2↑。

头颅 CT 检查（图 35）：右侧基底节脑出血；左侧外囊及放射冠软化灶。

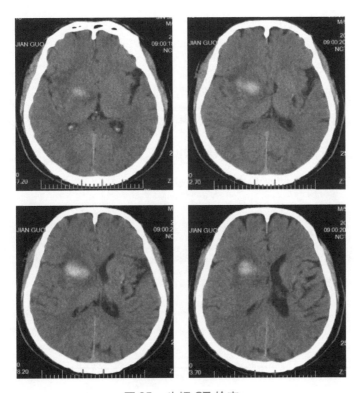

图 35　头颅 CT 检查

头颅 MRI 检查：右脑内出血灶吸收期；左侧脑内陈旧性出血灶；脑内腔隙性梗死、软化及缺血性白质病变（改良 Fazekas 分级Ⅰ级）；部分空蝶鞍；鼻窦炎性改变；双侧乳突炎性改变。

MRA 检查：右椎动脉粗，左侧细，双椎动脉、基底动脉迂曲；左侧颈内动脉床突段略粗。

颈部血管超声：双侧颈动脉内 - 中膜增厚，左侧椎动脉内径细（生理性）。

超声心动图：左室舒张功能减低。

腹部超声：脂肪肝，肝囊肿，胆囊多发结石，胆囊胆汁淤滞、浓缩。

动态血压监测：24 小时血压均值 127/86mmHg，白天血压均值 131/89mmHg，夜间血压均值 116/78mmHg。勺型：正常型。

认知评估：MMSE 18 分，提示认知障碍。

抑郁量表测评：HAMD 11 分，BDI 7 分，SADQ‐H10 7 分。患者存在抑郁情绪。

【发病机制】

患者为中年男性，急性活动中起病，既往无高血压病史，本次发病时测量血压偏高，结合患者出血部位在基底节区，为高血压性脑出血的常见部位，故目前病因考虑为高血压性脑出血。

【诊疗经过】

患者以脑出血收入院，住院后给予脱水降颅压、补液对症支持治疗，并给予语言康复训练。

【失语症量表检查】（表 19）

表 19　西部失语成套测验得分情况

	满分	得分
Ⅰ自发言语		
（1）信息量	10 分	8 分
（2）流畅度、语法能力和错语	10 分	7 分
Ⅱ听理解		
（1）是否问题	60 分	57 分
（2）听词辨认	60 分	60 分
（3）连续指令	80 分	72 分
Ⅲ复述	100 分	86 分
Ⅳ命名及找词		
（1）物体命名	60 分	60 分
（2）列举	20 分	11 分

（续）

	满分	得分
（3）语句完成	10 分	10 分
（4）回答问题	10 分	10 分
AQ = 84.3 分		

【诊断】

经皮质运动性失语症，波士顿失语症严重分级：2 级。

【失语症言语症状分析及康复方案】

一、言语症状

1. 听理解

患者 WAB 的听理解量表分值为 189（189/200），其中是否问答得分为 57（57/60），单词级别的听理解得分为 60（60/60），短语和句子级别的听理解得分为 72（72/80）。

该患者的整体听理解功能处于轻度损伤水平，单词、短句及长句的听理解尚可，但是受听记广度影响，多步指令不能完整完成。

2. 口语输出

自发语方面，该患者口语表达的信息内容尚可（8/10），信息内容均正确，描述情景画时完整性欠佳；患者为流畅性言语，有迂回现象，中度找词困难，句子大部分完整，偶有不切题或语义性错语（7/10）。总体来说患者的自发语几乎正常，但仍可以看出失语（16/20）。该患者的复述能力可，仅在最后复述长句时出现遗漏（86/100）。命名检查中，少部分物品命名需要提示完成命名，大部分正确（60/60）、列举表现差（11/20）、语句完成及应答均能正确作答（10/10），总体得分 91 分（91/100）。

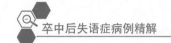

综合来看，杨某某的口语输出功能轻度受损，评价时会出现犹豫或者找词困难，存在语义性错语，但大多数检查项目可及时准确作答。

3. 阅读

该患者的阅读功能部分受损（93/100）。其中语句理解得 36 分（36/40），文字指令、字物匹配、字图匹配、图字匹配、笔画辨别及字结构听辨满分，听字指字得 3 分（3/4），叙述字结构得 4 分（4/6）。

患者整体阅读功能轻度损伤，语句理解基本正常，字结构叙述方面欠佳。

4. 书写

患者为右利手，病后由于右侧肢体功能受限，左手执笔有障碍，书写项尚未进行检查。

二、非言语输出症状

患者的非言语输出功能好（60/60），可以准确地完成指令下的动作运用。无失用现象。

三、言语语言相关的部分认知功能

WAB 测查中患者由于右侧肢体功能受限，左手执笔书写绘画不灵活，绘画项检查未进行；积木拼搭的准确性及速度佳，得满分（9/9）；计算功能可，得满分 24（24/24）；非言语语言相关的逻辑推理功能可，但作答速度稍慢，没有获得速度加分项，彩版瑞文推理得分为 35（35/37）。

患者的空间旋转能力、计算、逻辑推理功能都有较好的保留，受损情况不严重。

四、治疗思路

该患者为经皮质运动性失语症患者，AQ 值为 84.3，波士顿失语症严重程度分级为 2 级，仅需少量帮助或无帮助下，患者可以讨论几乎所有的日常问题，但由于言语或理解力的减弱，使某些谈话出现困难或不大可能进行。对于经皮质运动性失语症患者的语言治疗思路，在前面的章节有详细介绍。由于患者处在抑郁状态，我们在训练的时候要注意训练难度和训练积极性。

患者的抑郁状态会使患者心情低落，训练积极性减退，因此选择训练材料前，应与患者及家属沟通患者病前日常兴趣，尽可能地调整训练材料和训练形式，提高患者的训练积极性。

再者，通常我们进行言语训练时会设计三种难度，首先是患者轻易可以完成的，一般占全部训练的少部分，或作为训练开始的切入点；接着是患者需要稍加努力可完成的，占了训练的大部分；最后就是患者需要极大努力或者较难完成的训练内容，所占训练比重不大，但可以给患者一定的训练方向和期望。但抑郁状态的患者常对自己持否认态度，悲观消极，加上患者病后的语言功能较病前下降，对自我的评价会更低，因此需要设计训练难度。要加大轻易完成的训练内容，给患者增加对自己的认可，减少甚至去掉患者较难完成的训练项目。

此外，在训练过程中，尽量少用否定词语，如果患者完成训练项目有误，可以让患者再完成一次或给予一定的提示；训练初期尽量让患者养成对自己口语的监控行为，出现口语表达的语法问题、错语等，进行自我纠正，治疗师频繁地纠正患者言语问题，可能会增加患者的自我无用感。

专家点评

卒中后失语和卒中后抑郁在发生、诊断和治疗康复等多个方面互相影响，是困惑临床医务工作者的难点，及时准确识别和诊治可加快康复速度和提高康复程度。

1. 卒中后失语患者较无失语患者发生抑郁的风险高。言语理解和表达困难等言语沟通交流障碍，易使患者产生心理挫败感而发生抑郁、焦虑等情绪障碍。抑郁的产生常与失语类型相关，非流畅性失语患者听理解能力大都保留，会因自己表达错误而沮丧和灰心，产生悲观情绪；而流畅性失语如 Wernicke 失语患者由于听理解差，不能意识到自己言语问题的存在，较少抑郁，反而会有欣快情绪。

2. 卒中后失语患者抑郁情绪的诊断一直是临床上的难点，由于言语交流受损，会掩盖失语患者的情绪障碍，给识别和评估带来困难，漏诊、误诊率较高，常常得不到及时诊治。目前临床上应用的大多抑郁评定量表对语言能力要求较高，不适用于失语患者。因此，采用非言语性抑郁量表，及时识别失语患者的抑郁情绪较为重要。本例在对卒中后失语患者进行抑郁状态评定时，使用了三种量表，分别是汉密尔顿抑郁量表（HAMD），Beck 抑郁自评量表（BDI）和卒中失语抑郁量表（SADQ - H10），其中，SADQ - H10 是目前最受认可的适用于卒中后失语患者抑郁评估的他评量表，该量表完全通过陪护或医护人员对患者的外显行为进行评价来评估抑郁情绪，不依赖于患者的语言能力，其信度和效度均良好，操作简单，且与 HAMD 和 BDI 的相关性均较好，有利于早期识别失语患者的抑郁情绪。

3. 卒中后抑郁阻碍失语症患者言语障碍的康复。情绪抑郁的患者心情低落、兴趣丧失及持续的无原因疲乏感，使失语患者对言语的改善产生无能、无望和无助的情绪，缺乏康复欲望和康复信心，甚至在言语训练时不愿说、不愿练。因此，需要进行相应干预，给予药物治疗，改善情绪。最好配合心理支持治疗或认知行为治疗，改变患者不合理的信念和想法，充分调动患者的主观能动性，调节情绪，积极配合康复治疗。

4. 从预后来看，与内源性抑郁不同，卒中后抑郁的本质是反应性抑郁，主要是对卒中后突发性功能障碍异常的负性情绪反应，随着卒中所致各功能障碍的康复和改善，抑郁情绪也会改善。因此，积极综合的治疗，给予言语康复训练，配合非药物治疗方法如 TMS 和 tDCS，必要时给予改善认知功能的药物，如盐酸美金刚和盐酸多奈哌齐等，尽快改善言语功能，对于其抑郁情绪改善也会有促进作用。

点评专家：中国康复研究中心　宋鲁平

笔记

2 脑梗死伴完全性失语致抑郁状态

病历摘要

患者女性，79 岁，主诉言语不利 1.5 天，右肢无力 1 天。

【现病史】

患者 1.5 天前晨起后家人发现患者言语不利，能听懂他人言语，但表达能力下降，1 天前患者出现右侧肢体无力，不能独自行走，需家人搀扶站立，无其余伴随症状，行头核磁检查示"左额颞顶叶、脑岛、海马新发缺血梗死灶"。

【既往史、个人史及家族史】

高血压 10 年，最高达 220/110mmHg，规律服用拜新同、替米沙坦降压治疗，平素血压控制在（130～140）/（80～90）mmHg。脑出血病史 1 个月，遗留右侧肢体无力。否认吸烟、饮酒病史。否认食物、药物过敏史。

【入院查体】

右利手，右侧血压 197/102mmHg，左侧血压 188/97mmHg。双肺呼吸音稍粗，可闻及湿啰音。神清，言语不利，双侧瞳孔等大等圆，双眼左视及上视不充分。双侧额纹对称，右侧鼻唇沟略浅，示齿、伸舌、转颈、耸肩等不配合。左侧肢体肌力 5 级，右上肢肌力 5⁻级，右下肢肌力 4 级，四肢肌张力正常，双侧共济及感觉查体不配合。双侧腱反射对称引出。右侧巴氏征阳性。颈软，脑膜刺激征阴性。

【辅助检查】

尿常规、便常规、凝血、肝肾功能、离子、糖化血红蛋白、抗链球菌溶血素"O"试验、类风湿因子、免疫全套、传染病筛查未见异常。

血沉：51mm/60min。

血常规：白细胞绝对值 $7.43 \times 10^9/L$、血小板绝对值 $368 \times 10^9/L \uparrow$。

CYP2C19 基因型：*1/ *2 型（中等代谢型）。

头颅 MRI 检查（图 36）：左额颞顶叶、脑岛、海马多发亚急性期缺血梗死灶。

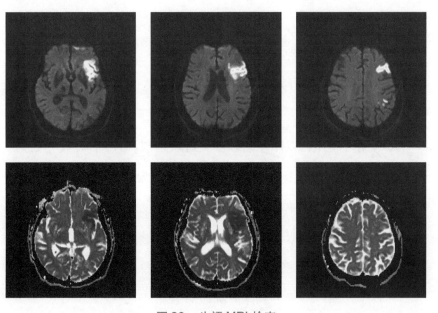

图 36 头颅 MRI 检查

MRA 检查（图 37）：双侧颈内动脉虹吸段粗细不均，右侧颈内动脉眼段及交通段见多发不规则性突起，动脉瘤？左侧大脑中动脉分支稀疏，双侧大脑中动脉水平段、左侧大脑后动脉多发节段性管腔狭窄，右侧大脑后动脉 P1 段局部膨隆，右侧大脑前动管壁不光滑。

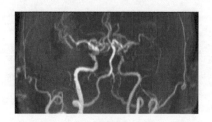

图 37　MRA 检查

TCD 检查：①双侧颞窗眼窗信号欠佳，未探及双侧大脑中动脉、大脑前动脉、大脑后动脉；②左侧颈内动脉颅外段重度狭窄（左侧颈外动脉→左侧颈内动脉侧支循环建立）；③双侧颈外动脉狭窄；④右侧颈内动脉虹吸部狭窄；⑤右侧椎动脉及基底动脉狭窄待除外。

TCD 增强试验阴性。

弓上 CTA 检查：弓上各主要动脉多发斑块及狭窄，符合动脉粥样硬化改变。

颈部血管超声：双侧颈动脉多发斑块形成；左侧颈内动脉起始处狭窄（50%～69%）；右侧锁骨下动脉起始处斑块形成。

主动脉弓超声：主动脉弓、降主动脉近段血流通畅。

下肢动脉超声：双侧下肢动脉多发斑块形成、右侧胫前动脉闭塞、左侧胫前动脉近闭塞、左侧腓动脉不规则狭窄。

下肢静脉超声：双下肢深静脉血流通畅。

超声心动图：左房稍大，室间隔稍增厚，主动脉瓣、二尖瓣退行性变，二尖瓣少量反流。

24 小时心电 Holter：窦性心律；偶发室性期前收缩多种形态；偶发室上性期前收缩；ST－T 改变。

胸片：两肺纹理重。

腹部超声：胆囊结石。

抑郁量表测评：SADQ－H10　9分。患者存在抑郁情绪。

【发病机制】

患者为老年女性，合并高血压病史，存在动脉粥样硬化的危险因素，结合患者颅内外大血管存在多发斑块形成，故病因首先考虑为动脉粥样硬化性可能。结合患者头颅影像学及血管超声检查结果所见，病因考虑动脉－动脉栓塞与低灌/栓子清除率下降混合机制。

【诊疗经过】

患者以脑梗死收入院，入院时超过溶栓治疗时间窗，未给予溶栓治疗。住院后给予阿司匹林抗血小板聚集，立普妥降脂稳定斑块，抑酸，改善脑循环、控制血压等治疗，并给予肢体及语言康复训练。

【失语症量表检查】（表20）

表20　西部失语成套测验得分情况

	满分	得分
Ⅰ 自发言语		
（1）信息量	10分	3分
（2）流畅度、语法能力和错语	10分	2分
Ⅱ 听理解		
（1）是否问题	60分	51分
（2）听词辨认	60分	24分
（3）连续指令	80分	0分
Ⅲ 复述	100分	28分
Ⅳ 命名及找词		
（1）物体命名	60分	19分
（2）列举	20分	1分

（续）

	满分	得分
（3）语句完成	10 分	0 分
（4）回答问题	10 分	0 分
AQ = 27.1 分		

【诊断】

完全性失语症，波士顿失语症严重程度分级：1 级。

【失语症言语症状分析及康复方案】

一、言语症状

1. 听理解

患者的是否问答得分为 51 分（满分为 60 分），已经超过总分的 80%，故此可以认定其得分是真实的，即真实反映了患者是否判断的功能。单词级别听理解患者仅仅表现为实物级别的功能保留，得分为 5 分（满分 6 分），其他形式的单词级别听理解得分呈现散在式分布，暂时无法判定是否可以真实反应患者单词级别的听理解。由于其左手运用中每项得分均超过 1 分，故此其对于指令的执行、动作的理解、实物运用的理解三者中任意一项或几项的（语音的或文字的）理解是正常的，其右手由于肢体功能异常而未完成评测。患者的指令执行得分为 0，可能是由于听理解或肢体功能异常导致。在完成执行指令任务测试的时候，提示其可以用左手或者右手，且其左手的运用得分较高，故此可以判定其听理解的执行指令得分较低不是由于肢体异常所致，而是客观如实地反映了其听理解功能较差。

2. 口语输出

在进行自发语测查中，患者虽然正确回答了前两个问题，但是均呈现出费力音，故此其信息内容得分为 3（满分为 10），流畅性为 2（满分为 10）。由此可以发现患者的自发口语表达功能较差，即仅可完成部分的任务，且流畅性明显异常。在完成复述任务测试中，单词级别的复述完成较好，但是依然存在错语，短语和长句级别的复述完成较差。呼名任务中少数物品可以呼名正确但有错语，大部分物品在词头提示下可以完成呼名任务，另外还有一部分物品即使在提示下依然无法正确呼名。语句完成和应答得分较低。不排除听理解功能损伤严重所致。

3. 阅读

在进行朗读任务时，患者情绪较差，语句理解得分为 20 分（满分为 40 分），由于分值分布不规律，不能得出相对确定的结论。字图匹配和图字匹配得分分别为 4 分（满分为 6 分）和 3 分（满分为 6 分），显示其尚保存部分单词级别的文字理解功能。

4. 书写

在进行书写任务的时候，除了序列书写部分成功外，均未完成。由于患者可以进行部分序列书写，书写的笔画和先后顺序未见明显异常，绘画功能部分保留，但是其抄写得分为 0，我们认为出现这种情况不排除患者的情绪异常所致。

二、非言语输出

患者的指令执行得分为 0，可能是由于听理解或肢体功能异常导致。在完成执行指令任务测试的时候，提示其可以用左手或者右手，且其左手的运用得分较高。其左手运用中每项得分均超过 1 分，故此其对于指令的执行、动作的理解、实物运用的理解三者中任意一项或几项的（语音的或文字的）理解是正常的，其右手由于

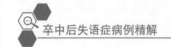
肢体功能异常且患者情绪异常而未完成评测。

三、言语语言相关的部分认知功能

如视知觉检查、计算、彩版瑞文推理等。患者为右利手，但其右侧肢体功能异常，在使用左手完成绘画等任务的时候其精神状态变差，情绪异常低落，配合度降低。故此，评测结果有待商榷。

四、治疗思路

经诊断其为完全性失语症患者，听、说、读、写均呈现不同程度的障碍。发病的时候可以理解部分口语信息、可以说出部分信息，且病程较短，故此，先将提高患者单词级别的听理解作为主要治疗任务。由于患者对于词语和图像有一定的敏感度，单词级别保留较好，但是情绪较为低落，故此，在进行听理解任务时候需借助其对于文字的理解及复述功能，且需进行单词级别的口语表达训练。考虑到患者病前尤其喜欢唱歌，在治疗前后均尝试跟着伴奏唱歌。

由于患者已退休，失语症严重程度较低，且自我认知尚可，故此首先选取与日常生活相关的素材，分别是勺子、扣子、指甲刀、拉锁、桌子、椅子、毛巾、牙刷、牙膏、米饭、筷子、轮椅、马桶、床、梳子、碗，每个素材均有两张不同的图片。

训练实例：

训练起始时，跟随 MTV 伴奏哼唱《甜蜜蜜》，患者完成较好，积极性较高。

（1）ip = 牙刷 & 牙刷 & 轮椅 > om, d；

【即给予患者两支牙刷和一个轮椅的图片，嘱患者完成相应匹配任务（matching）的产出（outcome），即指出两个不同的物品，

患者顺利完成。】

（2）ip = 牙刷 & 牙刷 & 轮椅 > om，d；

ip&w = 牙刷 > ov；f；c = 牙 v，d；

【即给予患者两支牙刷和一个轮椅的图片，嘱患者完成相应匹配任务（matching）的产出（outcome），即指出两个不同的勺子，患者顺利完成后，嘱患者对牙刷图片命名，患者无法完成，则给予语音（yá）提示，患者顺利完成。】

（3）ip = 毛巾 & 毛巾 & 米饭 > om，d；

ip = 毛巾 > ov；f；

c = 毛 v，f；

ip&v = 毛巾 > or，d；

ip = 毛巾 > ov；f；

c = 毛 v，d；

【即给予患者两条毛巾和一个轮椅的图片，嘱患者完成相应匹配任务的产出，即指出两条不同的毛巾，患者顺利完成后，嘱患者对毛巾图片命名，患者无法完成，则给予语音提示，患者依旧无法完成，则进行看图复述任务，患者顺利完成，最后再进行词头诱导任务，患者顺利完成。】

五、诊疗延伸

在对患者进行听际广度检查时，要考虑到语义加工对患者听际广度的影响，因此，不涉及语义加工的假词或是数字会是比较理想的材料，在本测评中所采用的是数字。在确保患者认识并且可以识别 0 ~ 9 十个数字的前提下，对患者进行了对纯数字的听记广度检查。结果表明，患者对数字的听际广度为 4 个单位。下一步对患者进行单词的听际广度检查。检查结果发现当要求患者在 4 个单词里

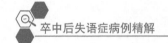

按照顺序挑选对应的单词时，患者可以完成四选三；而当要求患者在 5 个单词里按照顺序挑选对应的单词时，患者只可以完成五选二。这说明患者对词语的加工在一定程度上干扰了她的听记广度。故此，在考察患者听理解功能的时候需要考虑到汉语特有的属性，不能简单通过 WAB 中的复述来衡量其听觉记忆广度。患者的抑郁状态会使患者心情低落，训练积极性减退，因此选择训练材料前，应与患者及家属沟通患者病前日常兴趣，尽可能调整训练材料和训练形式，提高患者的训练积极性。

专家点评

本患者为左额颞顶叶、脑岛、海马等部位多发脑梗死引起的完全性失语（global aphasia，GA）患者。本患者采用卒中失语抑郁问卷（SADQ - H10），较为全面的评价了 GA 患者合并抑郁的状态，SADQ - H10 量表具有良好的信度和效度，对中国卒中后失语患者抑郁的诊断具有良好的诊断效能，简洁易懂，使用方便，量表可接受度较好，非常值得在临床上推广使用。

然而，SADQ - H10 只能判断患者有/无抑郁，而不能评价抑郁严重程度，非常值得以后的研究明确该量表来评价卒中后失语合并抑郁的严重程度。此外，卒中后失语合并抑郁患者，会严重影响患者的情感、认知和康复，必要时及早启动抗抑郁治疗，对提高患者生活质量大有裨益。

点评专家：首都医科大学附属北京朝阳医院　袁俊亮

第九章
失语症伴认知障碍

1 脑梗死致经皮质混合性失语

病历摘要

患者男性，59岁，主因"突发言语不利1天"入院。

患者入院前1天13:50无明显诱因突发言语不利，不完全理解他人言语，言语混乱，语言症状逐渐加重，至15:30于我院急诊就诊时（发病1小时40分钟）完全不理解他人言语，无自主语言，NIHSS评分3分，测血压138/84mmHg，查头颅CT提示未见明显出血，颅脑MRI检查提示左侧半卵圆中心、颞枕交界区多发散在新发

笔记

梗死灶，诊断急性脑梗死。发病过程中无肢体抽搐、肢体无力、饮水呛咳、意识丧失等。于16:48（发病3小时）给予标准剂量 rtPA 静脉溶栓。溶栓后1小时 NIHSS 评分2分，溶栓后2小时 NIHSS 评分2分，同时给予强化降脂、补液等治疗，患者言语功能较前逐渐好转，入院后查体 NIHSS 评分2分（语言1分；感觉1分）。

【既往史、个人史及家族史】

脑梗死病史2次，无后遗症状，长期服用阿司匹林肠溶片 100mg1 次/日，波利维 75mg1 次/日双联抗血小板聚集治疗、阿托伐他汀药物治疗。发病前患者自行停用抗血小板药物、阿托伐他汀1个月；有高血压病史10年，血压最高150/90mmHg，平素血压控制在130/75mmHg 左右；发现高脂血症1年；40余年前右肩关节脱臼，遗留右肩周肌肉重度萎缩，右上臂抬举不能。

【入院查体】

右利手。血压151/101mmHg。心肺腹查体未见明显异常。专科查体：神清，混合性失语。双侧瞳孔等大等圆，直径2.5mm，直接、间接对光反射灵敏，示齿、鼓腮、眼睑闭合对称有力，余颅神经查体未见明显异常。右上肢近端肌力2级，余肢体肌力5级，右肩三角肌、肱二头肌重度萎缩，余肢体肌容积、肌张力未见明显异常，共济检查未见明显异常。四肢腱反射对称正常。右侧偏身针刺觉、音叉振动觉减退。双侧病理征阴性，脑膜刺激征阴性。

【辅助检查】

颅脑 CT 检查：左侧大脑中动脉高密度征；颅脑动脉多发钙化。

颅脑 MRI 检查（图38）：左侧半卵圆中心、颞枕交界区多发散在新发梗死灶；左侧基底节区软化灶；LMCA 上干闭塞；RICA 眼动脉段重度狭窄。

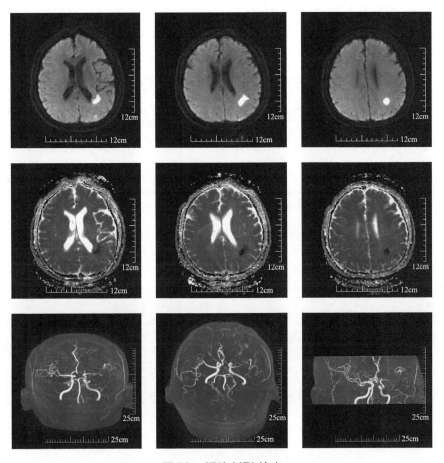

图 38　颅脑 MRI 检查

下肢静脉超声：双下肢深静脉血流未见明显异常；下肢动脉超声：双侧下肢动脉斑块形成。

颅内外血管评估：①主动脉弓超声：主动脉弓、降主动脉近段血流通畅。②颈部血管超声：双侧颈动脉内 – 中膜增厚；右侧锁骨下动脉斑块形成。③弓上 CTA：弓上 CTA 符合动脉硬化表现；双侧颈总动脉分叉部及颈内动脉起始部管壁混合斑块，右侧管腔轻 – 中度狭窄，左侧轻度狭窄。右侧椎动脉 V1 段管壁混合斑块，管腔轻度狭窄；左侧椎动脉全长较右侧细。

心脏评估：①超声心动图：目前心内主要结构及血流未见明显

异常；左心功能正常。②TCD 发泡 + 微栓子阴性。

【发病机制】

患者突发起病，临床表现为言语不利等局灶性神经功能缺损症状及体征持续不缓解，病情呈加重趋势，结合颅脑 MRI 中 DWI 提示新发梗死灶，目前脑梗死诊断明确；患者有高血压、高脂血症及既往两次脑梗死病史，故病因考虑为大动脉粥样硬化性可能性大。患者发病时症状逐渐加重，本次梗死灶散在分布，多位于分水岭区，结合患者颅内血管评估：左侧大脑中动脉重度狭窄，为本次梗死的责任血管，发病机制考虑为低灌注 – 栓子清除障碍。

【治疗经过】

患者发病 1 天，超过静脉溶栓治疗时间窗，未给予溶栓治疗；根据发病机制给予扩容、阿司匹林 + 氯吡格雷双联抗血小板治疗，给予他汀强化降脂；行语言康复。患者症状逐渐好转出院。

【失语症量表检查】（表 21）

表 21　西部失语成套测验得分情况

	满分	得分
Ⅰ自发言语		
（1）信息量	10 分	5 分
（2）流畅度、语法能力和错语	10 分	4 分
Ⅱ听理解		
（1）是否问题	60 分	42 分
（2）听词辨认	60 分	16 分
（3）连续指令	80 分	6 分
Ⅲ复述	100 分	76 分
Ⅳ命名及找词		
（1）物体命名	60 分	10 分

（续）

	满分	得分
（2）列举	20分	2分
（3）语句完成	10分	2分
（4）回答问题	10分	0分
AQ=42.4分		

【诊断】

经皮质混合性失语症，波士顿失语严重程度分级：1级。

Loewenstein 认知功能评定得分（LOTCA）：定向5/16；视知觉13/16；空间知觉6/12；动作运用9/12；视运动组织时间12/28；思维操作8/31；注意力及专注力2/4；评估所需时间60min。

患者失语类型为经皮质混合性失语，认知功能测评提示定向力、空间知觉、运用功能及思维操作等认知功能下降，主要为定向力、思维操作受损明显。

【失语症言语症状分析及康复方案】

一、言语症状

1. 听理解

该患者在听理解部分中得分64（64/200），其中是否问答得分为42（42/60），听词辨认得分为16（16/60），执行指令得分为6（6/80）。

患者存在较严重的听理解障碍，得分为3.2（3.2/10）。

2. 口语表达

患者存在自发性言语，主要表现为电报式的言语，同时伴有错语，流畅性得分为4（4/10），信息量得分为5（5/10），可描述出图

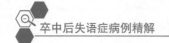

画的个别内容。复述有部分保留，得分为76（76/100）。命名障碍严重，物体命名得分为10（10/60），自发命名说出2样动物，得分为2（2/20），完成句子得分为2（2/10），无法完成反应性命名。

患者存在严重的口语表达障碍。其中自发语相对较好，得分为4.5（4.5/10），复述相对较好，得分7.6（7.6/10），命名偏差，得分为1.4（1.4/10）。

3. 阅读

患者未能进行阅读评定。

4. 书写

患者未能进行书写评定。

二、Loewenstein 认知功能评定

1. 定向

患者存在时间、地点的定向障碍（5/16），由于患者存在表达障碍，需测试者提供多项选择供患者表示"是"或"不是"，同时该患者存在听理解障碍，会对该内容的评定结果造成影响。

2. 知觉

患者存在部分的知觉障碍，其中视知觉得分为13（13/16），空间知觉得分为6（6/12），动作运用得分为9（9/12）。相对视知觉，空间知觉及动作运用部分损害程度较重。但空间知觉及象征性动作的评定与听理解的关系较大，会受其影响，但根据患者的表现及所得分数，仍考虑患者存在空间失认及失用症。

3. 视运动组织

该部分患者得分12（12/28），患者对于简单的几何图形临摹和二维拼图尚能基本完成，但是在插孔拼图、彩色及无色拼图、碎图

复原、画钟表的测试中表现较差，几乎无法完成。该部分测试表明患者存在结构性失用，空间组织能力较差。

4. 思维操作

在该部分中，患者均几乎无法完成，得分为 8（8/31）。虽然部分题目由于患者存在表达障碍无法完成，但患者的临床表现仍表明患者存在严重的执行功能障碍。

5. 注意力

患者注意力时间保持较短，需要反复进行提示，得分为 2（2/4）。

三、治疗思路

该患者为经皮质混合性失语，AQ 值为 42.4，波士顿失语症严重程度为 1 级。患者目前发病时间较短，随着患者病灶的自我修复，症状会有进一步的变化，此时可暂不设长期目标。待训练一段时间后，再次对患者进行评定，包括阅读和书写，确定长期目标。但根据患者目前的临床表现，仍能判断出患者保留了部分听理解及表达能力，但相对都损害严重，而复述相对保存较好，阅读及书写未评，同时患者存在较严重的认知障碍，主要表现在定向，空间知觉，动作运用、视运动组织及思维操作方面。目前为发病初期，应在最大程度挖掘患者言语方面残存功能的同时，改善患者注意力、空间知觉、动作运用等认知功能。

经皮质混合性失语的患者，预后相对较差，需要患者拥有较好的认知能力，对自身行为进行监控和调节，在无法用言语进行表示时，可以通过其他方式，如文字、手势等来进行信息的传递。因此，患者的认知能力对其是否能实现与他人的有效沟通是十分重要的。可首先考虑改善患者的注意力水平，从而提高治疗效率，维持治疗有效进行。同时知觉作为较基础的认知功能，可与注意力训练相结合，逐渐改善患者视知觉、空间知觉及动作的运用。由于患者在后期可能要使用手势语进行沟通，对动作运用的要求较高，而患者在该方面的损害又较重，因此，失用症的康复也是治疗中的训练重点。另外，执行功能的康复，尤其是工作记忆的康复对言语训练的多个方面均有促进作用，因此对执行功能的训练亦不能忽视。言语训练方面，要提高患者的听理解水平，改善发音，然后进一步判断患者的阅读及书写能力，以确定患者下一步的训练重点及代偿方式。

训练实例：

（1）ip&g = 梳子 > om；

【即给予患者图片（pictures）、实物（goods）形式的刺激（input），嘱患者完成相应匹配功能（matching）的产出（outcome）。】

ip&g = 梳子 > om，f，c = 梳子 a；

【即患者无法成功完成既定任务（fail），则给予动作（action）提示（cue）。】

（2）iv&p = 剪刀 > om；

【即给予患者语音（verbal）及图片（pictures）形式的刺激（input），嘱患者完成相应匹配功能（matching）的产出（outcome）。】

iv&p = 剪刀 > om，f，c = 剪刀 g；

【即患者无法成功完成既定任务（fail），则给予实物（goods）提示（cue）。】

（3）iv&g = 剪刀 > oa；

【即给予患者语音（verbal）及实物（goods）形式的刺激

（input），嘱患者完成相应动作（action）的产出（outcome）。】

iv&p = 剪刀 > om，f，c = 剪刀 a；

【即患者无法成功完成既定任务（fail），则给予动作（actions）提示（cue）。】

四、诊疗延伸

1. 在听理解评定中，患者的是否问答正确率70%，单词水平听理解正确率27%，执行指令正确率7.5%，应进一步考虑患者是否问答的结果中是否存在假阴性的可能，句子水平中语法结构是否存在障碍，听觉记忆如何。词语水平中，患者对不同种类词语的听理解障碍程度如何，患者是否存在辨音障碍。患者视知觉损伤对听指词语任务中词语理解评定本身的影响程度有多少。

2. 在初期的认知训练中，要考虑患者语言方面残留的功能，以患者可以接受的方式与其沟通，确认患者可以完全明白治疗师所设计课题的要求。课题设计的输出形式应采用患者功能保留较好的方式，以确保该输出形式可以客观反映给予患者的刺激是否有效。

3. 当失语症同时合并有认知障碍时，应同时进行言语与认知的训练，但是在不同时期应有不同的侧重点。

专家点评

1. 关于该患者的康复诊断

患者失语类型为经皮质混合性失语，认知功能测评提示定向力、空间知觉、运用功能及思维操作等认知功能的下降，主要为定向力、思维操作受损明显。

言语方面：患者存在较严重的听理解障碍，口语表达主要表现

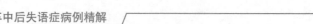

为电报式言语，同时伴有错语，复述有部分保留，命名障碍严重，无法完成反应性命名。未进行阅读和书写评定。

认知方面：存在时间、地点的定向障碍，由于患者存在表达障碍，需测试者提供多项选择供患者表示"是"或"不是"，同时该患者存在听理解障碍，会对该内容的评定结果造成影响。相对视知觉，空间知觉及动作运用部分损害程度较重。但空间知觉及象征性动作的评定与听理解的关系较大，会受其影响，但根据患者的表现及所得分数，仍考虑患者存在空间失认及失用症。患者存在结构性失用，空间组织能力较差。存在严重的执行功能障碍。患者注意力时间保持较短，需要反复进行提示。

2. 关于该患者言语障碍评定量表的选择

选用西方失语症成套测试量表（western aphasia battery，WAB）评定患者言语症状，该患者为经皮质混合性失语，AQ 值为 42.4。

WAB 是 Kertesz 参考波士顿诊断性失语症检查法于 1982 年制定的。此检查法可看作是波士顿诊断性失语症检查修改后的短缩版，它克服了波士顿诊断性失语症检查冗长的缺点，在 1 小时内检查可以完成，比较实用。而且可单独检查口语部分。

根据检查结果可做出失语症的分类，此检查法的内容除了检查失语症之外，还包含运用、视空间功能、非言语性智能、结构能力、计算能力等内容的检查。因此，与波士顿诊断性失语症检查一样，尚可做出失语症以外的神经心理学方面的评价。这是一个定量的失语症检查法。除可测试大脑的语言功能外，还可测试大脑的非语言功能。

该量表包括自发语（信息量和流畅度）、听理解、复述、命名四项内容。其中，自发语的检查是通过 6 个问答题和 1 个看图说话题综合评估自发语的信息量和流畅度，两项各 10 分；听理解包括

笔记

是否问答 20 题、听词辨认 60 题和连续指令 11 题，共 10 分；复述 15 题，共 10 分；命名包括实物命名 20 题，自发命名 1 题、完成句子 5 题和反应命名 5 题，共 10 分。根据每项检查的实际评分计算失语商（aphasia quotient，AQ），AQ =（自发语 + 听理解 × 1/20 + 复述 × 1/10 + 命名 × 1/10）× 2。AQ 满分为 100 分，AQ < 93.8 分可确定为失语，AQ 可反映语言功能总体恢复的情况。

但由于 WAB 中包含内容有限，临床上尚需结合其他量表以得出综合全面言语障碍评定。

3. 关于该患者的认知障碍评定量表选择

选用洛文斯顿作业疗法认知评定量表（Lowenstein occupational therapy cognitive assessment，LOTCA）评定认知，患者存在较严重的认知障碍，主要表现为定向，空间知觉，动作运用、视运动组织及思维操作。

LOTCA 是目前系统性及全面性较好的认知评定量表之一，其包括认知功能的多个方面，总分 115 分，得分越低，提示认知障碍越严重。LOTCA 中文第二版分为 6 个方面，共有 26 个项目，其中 1 ~ 2 项为定向，3 ~ 6 项为视知觉，7 ~ 9 项为空间知觉，10 ~ 12 项为动作运用，13 ~ 19 项为视运动组织，20 ~ 26 项为思维操作，附加项：注意力及专注力（1 项）。1 ~ 2 项均计 1 ~ 8 分，20 ~ 22 项均计 1 ~ 5 分，其余项均计 1 ~ 4 分，总分 115 分，注意力共 4 分。需注意的是如果被测试对象在图片排序 A 测试中得分低于 4 分，则不需要测试图片排序 B（此项没有分）。附加项无具体测试内容，由测试人员酌情打分，不记入总分。

但 LOTCA 不包含记忆评定内容，而许多卒中病人存在记忆障碍，可用临床记忆量表、Rivermead 行为记忆测验等量表进行记忆评定。

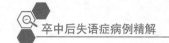
4. 关于该患者的治疗思路

言语治疗时首要提高患者的听理解水平，改善发音，并考虑通过其他方式，如文字、手势等来进行信息的传递以实现与他人的有效沟通。关于认知方面首先考虑改善患者的注意力水平，维持治疗的有效进行。治疗思路正确，且认识到总体康复的重要性，从患者整体出发。

要注意的是：目前对失语症患者同时合并的认知障碍康复重视程度不够，治疗方法有限。传统认知康复方法包括药物治疗、运动疗法、作业疗法、高压氧治疗、针灸治疗、重复经颅磁刺激等，均可改善其认知功能。近年来，随着计算机技术的不断发展，计算机辅助认知康复训练（computer – assisted cognitive rehabilitation, CACR）逐渐兴起，由于其可以节省时间、减轻工作量、及时反馈及提高患者的注意力和学习兴趣，有效改善卒中患者的认知功能。

点评专家：中国康复研究中心　宋鲁平

2 脑梗死致运动性失语

病历摘要

患者男性，58 岁，主因"右侧肢体活动不利 3 天，伴言语不利 1 天。"以"脑梗死"收入院。

【现病史】

患者于 3 天前泰国旅游时无明显诱因出现右手拇指及食指麻木无力，16 小时后右手活动不利加重，表现为持物笨拙，同时伴有右侧口角歪斜，肢体无力症状进行性加重，右下肢活动不利，走路不稳，未摔倒，1 天前出现言语笨拙，但尚能交流，就诊当日 16 小时前家属发现患者不能言语，能听懂他人言语，但吐字困难，仅能说出单字，不能说出词语及组句。

【既往史】

高血压病史 10 余年，血压最高 180/100mmHg，未规律服药；脑梗死病史 10 余年，未遗留后遗症；否认糖尿病、冠心病、高脂血症等慢性病史。已戒烟、戒酒 10 余年。

【入院查体】

血压 176/98mmHg，心率 80 次/分。双肺呼吸音清，未闻及干、湿啰音，心率齐，未及明显杂音。腹软，无压痛及反跳痛，肝、脾肋下未触及。神经系统查体：神清，混合性失语，以运动性失语为著。双侧瞳孔等大等圆，直径 3mm，直接及间接对光反射灵敏，眼动充分，未见眼震。双侧面部针刺觉对称，双侧角膜反射正常引出。双侧额纹对称，右侧中枢性面舌瘫。双耳粗测听力可，Weber居中，Rinne 试验双侧气导＞骨导。双侧软腭上抬有力，双侧咽反射存在。双侧转颈、耸肩有力。右上肢近端肌力 4 级，远端 3 级，右下肢肌力 4 级，左侧肢体肌力 5 级，双侧肌张力正常，四肢肌容积正常。四肢腱反射对称引出。双侧指鼻试验及跟膝胫试验稳准，右侧巴氏征阳性，左侧巴氏征阴性。脑膜刺激征阴性。

【辅助检查】

头核磁＋MRA 检查（图 39）：左侧额颞皮层下及基底节区亚急性梗死灶；右侧侧脑室旁多发缺血性脑白质病变；MRA 检查：左

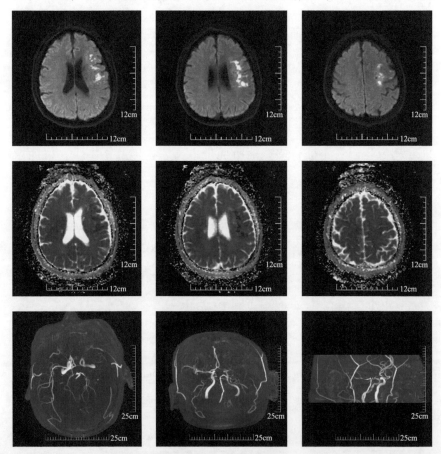

图 39　头核磁＋MRA 检查

侧 MCA 未见显示，提示闭塞。

肾动脉超声：双肾动脉未见明显狭窄。

颅脑 MRI 检查：左侧半卵圆中心、颞枕交界区多发散在新发梗死灶；左侧基底节区软化灶；LMCA 上干闭塞；RICA 眼动脉段重度狭窄。

颈动脉超声：双侧颈动脉内 – 中膜增厚伴左侧斑块形成；左侧椎动脉血流速度低。

TCD 检查：左侧大脑中动脉狭窄。左侧大脑前动脉、大脑后动脉血流速度增快，代偿性可能；右侧大脑中动脉、大脑前动脉血流速度增快；右侧椎动脉狭窄不除外。

下肢动脉超声：双下肢动脉硬化伴多发斑块形成；双侧胫前、胫后动脉不规则重度狭窄，近闭塞。

下肢静脉超声：双下肢深静脉血流通畅。

弓上动脉超声：主动脉弓、降主动脉近段血流通畅。

超声心动图：未见明显异常。

动态心电图：未见明显异常。

【发病机制】

患者急性起病，临床表现为突然出现并进行性加重的神经功能缺损症状，影像学提示左侧皮层下分水岭梗死灶，脑梗死诊断明确。患者为男性，有高血压病史，为动脉粥样硬化的危险因素，病因考虑为动脉硬化性可能性大。影像学提示病灶位于内分水岭区及皮层、皮层下，患者起病前有劳累脱水等诱因，血管检查提示责任血管未显影，故考虑在颅内外大血管狭窄基础上血容量短暂不足、微栓子清除率下降所致。本次发病机制为动脉 – 动脉栓塞，低灌注栓子清除率下降的混合机制。

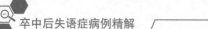

【诊疗经过】

患者发病超过静脉及动脉治疗时间窗，未给予溶栓治疗；根据病因和发病机制，给予扩容、双联抗血小板，他汀强化降脂治疗；患者无抗凝治疗指征，未给予抗凝治疗；患者有失语、偏瘫，进行语言及肢体评估与康复。后患者病情好转，出院。

【失语症量表检查】（表22）

表22　西部失语成套测验得分情况

	满分	得分
Ⅰ自发言语		
（1）信息量	10分	0分
（2）流畅度、语法能力和错语	10分	0分
Ⅱ听理解		
（1）是否问题	60分	48分
（2）听词辨认	60分	28分
（3）连续指令	80分	8分
Ⅲ复述	100分	0分
Ⅳ命名及找词		
（1）物体命名	60分	3分
（2）列举	20分	0分
（3）语句完成	10分	0分
（4）回答问题	10分	0分
AQ＝9分		

【诊断】

运动性失语症，波士顿失语严重程度分级：0级。

【失语症言语症状分析及康复方案】

一、言语症状

1. 听理解

该部分患者得分为 84（84/200），其中是否问答得分为 48（48/60），听词辨认得分为 28（28/60），执行指令得分为 8（8/80）。

患者保留了部分听理解能力，得分为 4.2（4.2/10）。

2. 口语表达

患者存在少量的杂乱语，信息量为 0，复述无法完成，仅在物体命名中同时给予患者语音及触觉提示后，得到 3 分（3/60），其余的自发命名、完成句子、反应性命名亦无法完成，没有得分。

患者在口语表达方面存在严重障碍，自发语与复述的得分都为 0，命名中得分为 0.3（0.3/10）。

3. 阅读

患者未能进行阅读评定。

4. 书写

患者未能进行书写评定。

二、Loewenstein 认知功能评定

Loewenstein 认知功能评定得分（LOTCA）：定向 6/16；视知觉 7/16；空间知觉 10/12；动作运用 6/12；视运动组织时间 14/28；思维操作 11/31；注意力及专注力 2/4；评估所需时间 70min。该患者认知领域均有不同程度受损，主要为定向，视知觉，动作运用、视运动组织及思维操作。

1. 定向

患者存在时间、地点的定向障碍（6/16），由于患者存在表达障碍，需测试者提供多项选择供患者表示"是"或"不是"，同时该患者存在听理解障碍，也会对该内容的评定结果造成影响。

2. 知觉

患者存在部分的知觉障碍，其中视知觉得分为 7(7/16)，空间知觉得分为 10(10/12)，动作运用得分为 6(6/12)。在排除了患者的听理解障碍之后，其视知觉得分仍较低，说明患者存在视知觉的损害。患者空间知觉保留较好，而动作运用部分，患者可部分完成动作的模仿及物品的使用，象征性动作的执行率较低也与其听理解较差有关，但该分数仍说明患者存在失用。

3. 视运动组织

该部分患者得分 14(14/28)，患者尚能基本完成临摹几何图形、复绘二维图形，但是在插孔拼图、彩色及无色拼图、碎图复原、画钟表的测试中表现较差。该部分测试表明患者存在结构性失用，空间关系障碍等。

4. 思维操作

在该部分中，部分题目由于患者存在听理解及表达障碍无法完成，但患者在该部分的得分为 11(11/31)，仍表明患者存在严重的执行功能障碍。

5. 注意力及专注力

患者注意力时间保持较短，需要反复进行提示，得分为 2(2/4)。

三、治疗思路

该患者为运动性失语的患者，AQ 值为 9，波士顿失语症严重程度为0级。此评定结果是在发病早期进行的，而随着患者的自我修复，侧支循环的进一步建立，患者的症状仍会有较大变化，此时可暂不设长期目标。待训练一段时间后，再次对患者进行评定，包括阅读和书写，确定长期目标。但根据患者目前的临床表现，仍可判断患者保留了部分听理解能力，表达有严重障碍，同时患者存在较严重的认知障碍，主要表现在定向，视知觉，动作运用、视运动组织及思维操作方面。可将改善患者的视知觉、注意力等认知水平作为首要解决的障碍，同时加强患者的听觉刺激及进行构音能力的训练。

在听词辨认的评定中，需要患者先通过视觉对图片进行感知，后再根据听到的语音进行选择，而在句子水平的听理解测试中，则不需要通过视觉的感知，因此，可以认为词语水平的听理解正确率（46%）低于句子水平的听理解正确率（是否问答正确率为80%），与患者的视知觉下降有关。执行指令也属于句子水平的听理解，但受其输出形式的影响，较为复杂，在这里先不做比较。视觉感知障碍不仅会影响评定结果，也会影响患者在日常生活中对信息的正确接收。另外患者的注意力水平较低，会阻碍言语治疗的正常进行，使得治疗效率下降。执行功能的下降，也会影响患者语言的加工过程，因此应选择首先改善患者的认知功能，从知觉障碍开始。在言语方面，患者有少量的杂乱语，当给予患者语音及触觉的提示后，患者即会有词语的成功命名。说明患者仍保留了部分的语音词典，可对其进行语音词典的再输入。先从构音训练开始，重视患者口唇及舌体运动的控制，进行简单的复述训练，充分给予患者视觉（口型）及听觉刺激，最大程度保留其残存功能。

训练实例：

（1）ip&p = 梳子 > om;

【即给予患者图片（pictures）、图片（pictures）形式的刺激（input），嘱患者完成相应匹配功能（matching）的产出（outcome）。】

ip&p = 梳子 > om，f，c = 梳子 g；

【即患者无法成功完成既定任务（fail），则给予实物（goods）提示（cue）。】

ip&p = 梳子 > om，d，ia = 梳子 > oa；

【即患者成功完成既定任务（done），则给予患者动作（action）形式的刺激（input），嘱患者完成相应动作（action）的产出（outcome）。】

（2）iv&p = 剪刀 > om；

【即给予患者语音（verbal）及图片（pictures）形式的刺激（input），嘱患者完成相应匹配功能（matching）的产出（outcome）。】

iv&p = 剪刀 > om，f，c = 剪刀 g；

【即患者无法成功完成既定任务（fail），则给予实物（goods）提示（cue）。】

iv&p = 剪刀 > om，d，iv = 剪刀 > ov；

【即患者成功完成既定任务（done），则给予患者语音（verbal）形式的刺激（input），嘱患者完成相应语音（verbal）的产出（outcome）。】

四、诊疗延伸

1. 在听理解评定中，患者的是否问答正确率80%，单词水平听理解正确率46%，执行指令正确率10%，应进一步考虑患者是否问答的结果中是否存在假阴性的可能，其语法结构是否存在障碍，听觉记忆如何，患者是否存在辨音障碍等。同时也应注意患者对名词中不同种类词语的听理解障碍程度。

2. 在初期的认知训练中，要考虑患者语言方面残留的功能，以患者可以接受的方式与其沟通，确认患者可以完全明白治疗师所设计课题的要求。课题设计的输出形式应采用患者保留较好的方式，以确保该输出形式可以客观反映所给予患者的刺激是否有效。

3. 患者在动作运用中存在障碍，从目前患者的临床表现中可以看出，其表达方面的损伤较重，所以不排除患者日后使用手势训练或利用手势进行交流代偿，所以也应重视对患者动作模仿或象征性动作的训练。

4. 当失语症同时合并认知障碍时，应同时进行言语与认知的训练，但在不同时期应有不同的侧重点。

专家点评

语言是人类社会交流的重要工具，大脑语言网络是由 Broca 区、Wernicke 区及连接二者的弓形纤维束所组成。失语的异质性不仅源于病因的不同（如病变部位与大小），还与患者个体差异有关（如发病年龄、性别）。运动性失语，也称 Broca 失语，主要表现为说话不流利、发音不清、无语法结构的口语输出（包括自发语言和复述），并具有相对保留的理解能力。Broca 失语症患者通常很难理解语法复杂或语义可逆的句子（如"请在触摸你的足部后触摸你的鼻子"），但是理解简单的、语义不可逆的句子则无困难。这组症状通常与左侧额下回后部缺血或其他病变有关，属于左侧大脑中动脉上干供血区。本患者符合运动性失语症特点，口语表达显著障碍而理解相对保留，AQ 值为 9，波士顿失语症严重程度为 0 级，伴有明显的认知功能损害，表现为定向，视知觉，动作运用、视运动组织及思维操作等多领域损害。失语症的治疗也经历了一个发展过程，传统的语言疗法是应用最为广泛的治疗方法。随着认知神经科学、神经影像学和神经重组领域的持续发展，卒中后大脑结构、连接和功能活动可塑性改变的特征被作为语言复苏的预后指标和干预目标，也是当前研究的热点话题。

点评专家：首都医科大学附属北京朝阳医院神经内科　袁俊亮

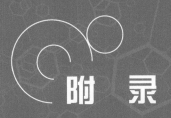

附　录

言语诊疗处方和诊疗记录介绍

一、诊疗处方

　　医院里不同的医务工作者有各自的权限及权限等级，这是正规医疗机构必备的管理规定。我国卫生部2006年11月27日部务会议通过了《处方管理办法》，自2007年5月1日起实施。《处方管理办法》中规定注册执业医师和执业助理医师、取得药学专业技术任职资格的药学专业技术人员有权利为患者开具相应的处方。虽然《处方管理办法》并未涉及康复医学科中的运动处方、作业疗法处方及SLP（speech language pathology）处方，但是康复医学科PT （physical therapy）、OT（occupational therapy）及 SLP 的运动处方、作业治疗处方、SLP 处方及病程记录的需求客观存在且日益增大。

由于在诊疗言语 - 语言、吞咽、认知障碍中会不可避免的涉及更多的文字、图片、语音、实物等素材，那么需要记录选择什么样的范式、什么样的素材等内容的 SLP 处方需求更为明显。然而，目前尚无统一的 SLP 处方标准，笔者认为 SLP 给患者开具的诊疗处方应该包括治疗的范式、选用的素材、升降级的标准、治疗的频率、治疗的时间等。

诊疗的范式包括常见言语语言训练的训练形式，如听字指图、字图匹配、语义匹配及句法训练等，旨在阐明我们通过什么样的交流途径（通路）进行训练。选用的素材是指在训练时填充到诊疗范式的材料，它是指什么样的言语语言形式的素材。比如，为了表达可以用于拨打和接听电话，并且可以收发短信的设备，我们可以使用手机的图片，我们也可以使用真实的手机（即实物），同时我们还可以使用"shǒujī"这个语音素材。训练素材的存储架构可以模拟为心理词典的存储架构，在对不同类型的失语症患者进行训练时，我们可以采用不同模态的刺激并尽可能诱发出既定模态的输出。当患者可以较好的完成某一范式的训练时，我们需要提高治疗的难度，此时可以跨范式训练及给患者施以较高难度的范式训练，也可以范式内难度调整，及改变素材的量及素材的难度属性等。治疗的频率和时长也需要根据患者的具体情况进行相应的调整，一般建议早期的治疗频率为每天一次，一周五次，治疗时长为 30 分钟。

二、诊疗记录

失语症治疗过程的记录是 SLP 必须要做的医疗行为之一，它既可以在 SLP 回顾和交流患者诊疗过程中发挥极其重要的作用，也可以在医疗服务过程出现疑虑和误解的时候提供必要的依据。在诊疗失语症需要仔细记录患者每次的治疗内容时，需要详细记录任务的目的、输入的刺激内容和形式、提示的内容和提示的形式，以及患者产出的内容和形式。任务的目的包括给予患者的刺激物和形式及期待的产出，比如给患者一张刮胡刀的图片，想让患者命名，在记录的时候应该写成"让患者对刮胡刀的图片进行命名"。当给患者呈现刺激后我们需要记录输入的内容和形式，应该记录为"刮胡刀的图片"，如果患者无反应，则记录"患者无反应"，如果患者有语音性错语，我们则记录为"语音性错语"并写下相应的语音，如果患者有语义性错误，则记录为"语义性错语"并写下相应的词语，当患者有正确输出时，我们还需要记录患者的输出内容和形式，如"患者说出"刮胡刀"这个词语"或者"患者正确完成"，故此，有可能的记录为：

给患者刮胡刀的图片，让其对刮胡刀命名。

患者没有说出任何内容；给予刮这个词头提示，依然没有任何输出；再次给予刮这个语音提示，或者出现语音性错语 ba；再次给予刮语音提示，患者正确说出 guā 这个音。

我们可以看到，一个简单的命名训练都需要记录如此繁多，那么任何一个患者的治疗记录都给 SLP 带来了很大负担。为了解决这个问题，可以尝试选用相应的缩写进行治疗内容书写，具体内容如下（相应的代码含义见下文）：

给患者刮胡刀的图片，让其对刮胡刀命名【ip = 刮胡刀 > ov】；

患者没有说出任何内容【nc = f】；给予刮这个词头提示，依然没有任何输出【c = 刮 iv, nc = f】；再次给予刮这个语音提示，或者出现语音性错语 ba【c = 刮 iv, opp（ba）】；再次给予刮语音提示【c = 刮 iv】，患者正确说出 guā 这个音【d】。

整理后如下：

ip = 刮胡刀 > ov；

nc = f；c = 刮 iv，nc = f；c = 刮 iv，opp（ba）；c = 刮 iv，d。

从上述实例中我们会发现，在使用相应的缩写记录治疗过程之后，我们书写的速度可以大幅度提高，同时书写的内容可以大大减少。故此，建议 SLP 采用这些缩写的代码进行失语症等相关言语语言障碍治疗内容的书写，部分代码的具体含义如下：

a 为实物所对应的动作，全称为 action；

r 为复述任务，全称为 repeat；

i 为给患者提供的信息，即输入的刺激，全称为 input；

p 为图像，即图片形式的事物，全称为 picture 或者 photo；

c 为提供给患者的额外线索，全称为 cue；

o 为患者的产出，即患者通过口语表达出的，通过肢体、姿势等表达出的，全称为 output；

v 为口语的，即口语相关的事物，全称为 verbal；

w 为书写的内容或文字的内容，全称为 writing；

d 为患者成功完成既定的任务，全称为 done；

f 为患者尚未完成既定的任务，全称为 fail；

g 为实物的形式刺激，全称为 goods；

m 为匹配任务，全称是 matching；

nc 为患者无任何输出，全称为 no content；

pp 为语音性错语，全称为 phoncmic paraphasia；

sp 为语义性错语，全称为 semantic paraphasia。

由于 SLP 的服务对象复杂，在诊疗不同的对象时会遇到更多的范式、更多的素材及特殊情况，故此，上述的缩写标准依然需要 SLP 在临床实践中补充和完善。